专业 | 实用 | 科学 | 有趣

家庭雾化小百科

洪建国　申昆玲　宋元林　主编

丁香园 | 提供专业支持

102位
呼吸科、儿科临床专家、
零售药学顾问

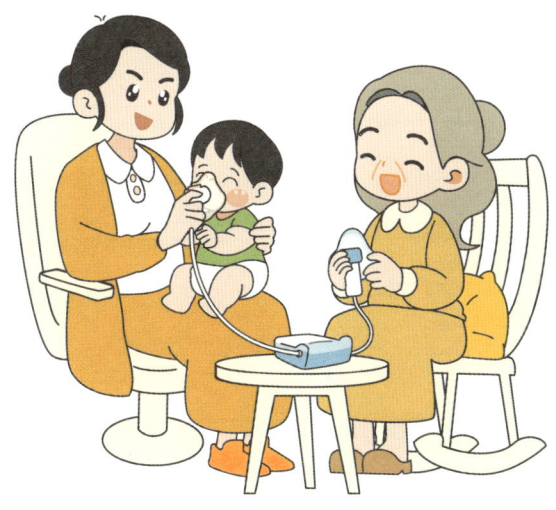

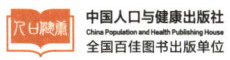

中国人口与健康出版社
China Population and Health Publishing House
全国百佳图书出版单位

图书在版编目（CIP）数据

家庭雾化小百科 / 洪建国，申昆玲，宋元林主编.
北京：中国人口与健康出版社，2025.3. — ISBN 978
-7-5101-9504-4

Ⅰ. R560.5

中国国家版本馆 CIP 数据核字第 2025Q7Z399 号

家庭雾化小百科
JIATING WUHUA XIAO BAIKE

洪建国　申昆玲　宋元林　主编

责 任 编 辑	刘继娟
责 任 设 计	侯　铮
责 任 印 制	王艳如　任伟英
出 版 发 行	中国人口与健康出版社
印　　　刷	中煤（北京）印务有限公司
开　　　本	880 毫米 ×1230 毫米 1/32
印　　　张	3.625
字　　　数	120 千字
版　　　次	2025 年 3 月第 1 版
印　　　次	2025 年 3 月第 1 次印刷
书　　　号	ISBN 978-7-5101-9504-4
定　　　价	52.00 元

微 信 ID	中国人口与健康出版社
图 书 订 购	中国人口与健康出版社天猫旗舰店
新 浪 微 博	@ 中国人口与健康出版社
电 子 信 箱	rkcbs@126.com
总编室电话	（010）83519392　　发行部电话　（010）83557247
办公室电话	（010）83519400　　网销部电话　（010）83530809
传　　　真	（010）83519400
地　　　址	北京市海淀区交大东路甲 36 号
邮　　　编	100044

版权所有·侵权必究

如有印装问题，请与本社发行部联系调换（电话:15811070262）

序言

随着环境变化、生活节奏加快以及各种不确定因素的影响，目前呼吸道疾病高发，呼吸系统问题日益普遍化，已成为威胁人类健康的重大挑战。在我国，哮喘、支原体肺炎、支气管炎等呼吸道疾病已成为常见病，困扰着无数家庭，而慢性阻塞性肺疾病（COPD）更是成为全球前三大死亡原因之一。

"雾化吸入"作为一种历史悠久且高效的治疗方法，能将药物转化为微粒，直接作用于呼吸道和肺部，快速缓解咳、痰、喘，且不良反应较全身给药更小，已成为呼吸系统疾病治疗中常见且被广泛接受的一种治疗方式。

对于老人和孩子而言，不论是急症发作时的应急处理，还是病情稳定期的控制管理，在家进行雾化治疗都意义非凡。要知道，老人身体机能逐渐衰退，孩子免疫系统尚未完全成熟，他们更易受到呼吸系统疾病的侵袭。在家进行雾化治疗不仅方便快捷，还能减少交叉感染的风险。对于一些害怕打针和去医院的孩子，熟悉的居家环境还能进一步提高孩子治疗的配合度。

然而，大多数人对雾化疗法还是了解不多，甚至存在误解。为帮助公众更好地理解和掌握雾化治疗，我们联合百位专家，精心编撰了这本《家庭雾化小百科》。希望从雾化治疗的原理、常见适应证、雾化用药常识、居家雾化治疗具体步骤以及特殊人群护理等方面，为读者提供科学、易懂、可实操的指导。

愿更多医者和患者通过这本书对雾化治疗能有更深入全面的认识，通过安全有效的雾化治疗，共同应对呼吸道疾病带来的挑战。

愿《家庭雾化小百科》成为呼吸健康的守护者，为家里的"一老一小"筑起一道坚实的健康防线。

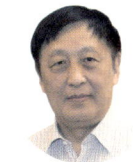

洪建国 主编
上海交通大学医学院
附属第一人民医院儿内科
主任医师、儿科学教授

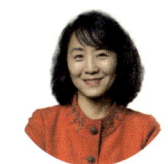

申昆玲 主编
首都医科大学附属北京儿童医院
深圳市儿童医院主任医师

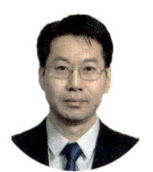

宋元林 主编
复旦大学附属中山医院
呼吸科与危重症医学科主任

2025 年 2 月

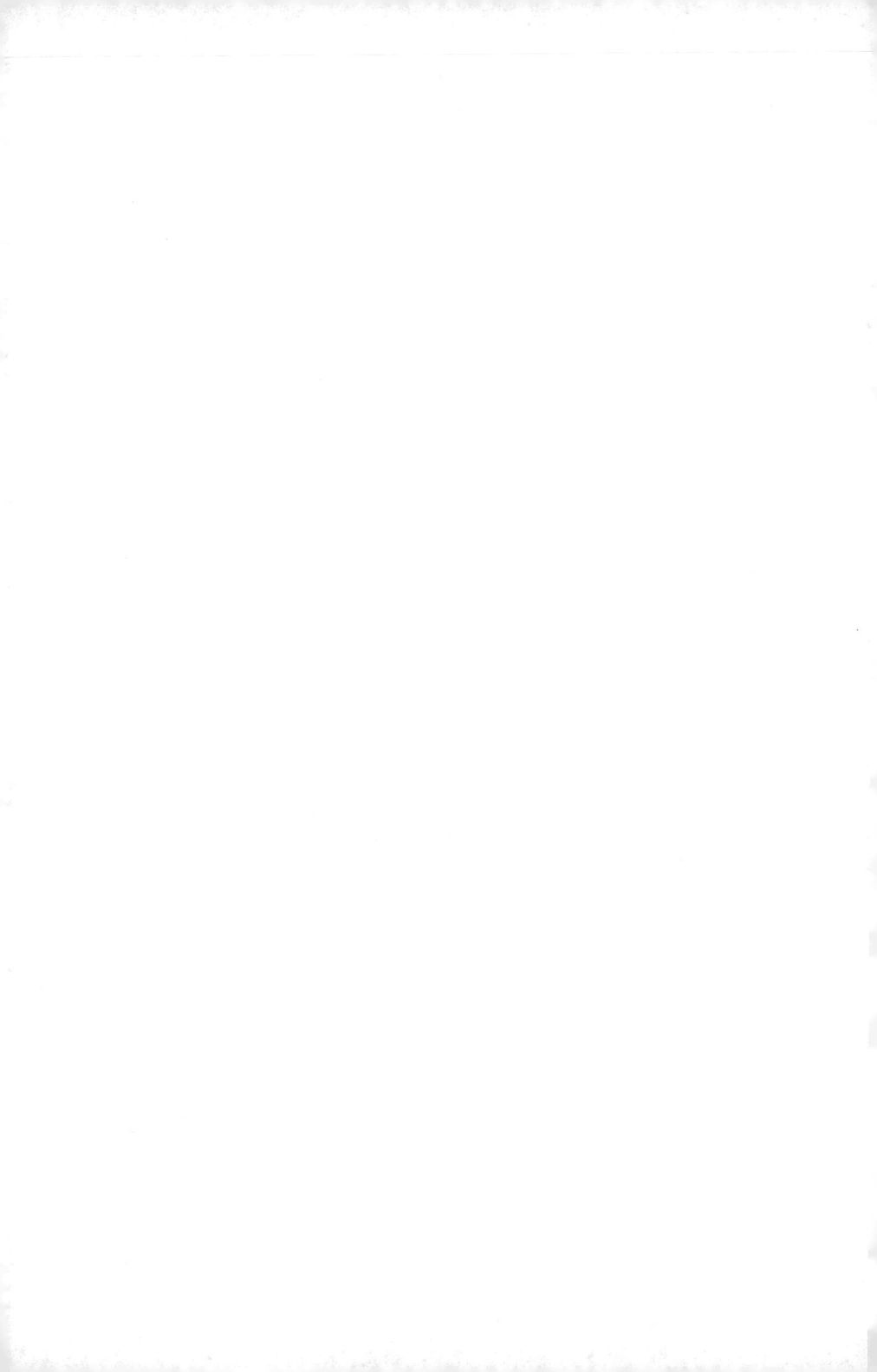

编委会

主编

洪建国
上海交通大学医学院
附属第一人民医院儿内科
主任医师、儿科学教授

申昆玲
首都医科大学附属北京儿童医院
深圳市儿童医院主任医师

宋元林
复旦大学附属中山医院
呼吸科与危重症医学科主任

副主编

赵德育
南京医科大学附属儿童医院
教授、主任医师

曹玲
中华医学会儿科分会
呼吸学组副组长

鲍一笑
国家儿童医学中心
教授、主任医师、博导

艾涛
成都市妇女儿童中心医院
主任医师、二级教授

编委

鲍燕敏
深圳市儿童医院
呼吸科

曾玫
复旦大学附属儿科医院
感染传染科

陈晓
南昌大学第一
附属医院儿科

陈金妮
海南省儿童医院
呼吸科

陈莉娜
四川大学华西第二医院
小儿呼吸免疫科

陈星
山东第一医科大学
附属省立医院
山东省儿童医院
儿科

陈德晖
广州医科大学附属第一医院
儿科

陈辉
江苏省人民医院
江苏省妇幼保健院
儿科

陈盛
西南医院
儿科

陈实
海南省人民医院
儿科

迟磊
大连市妇女儿童医疗中心
(集团)呼吸内科

崔玉霞
贵州省人民医院
儿科

代冰
中国医科大学附属第一医院
呼吸与危重症医学科

丁俊丽
安徽医科大学
儿科

丁圣刚
安徽医科大学第一
附属医院儿科

邓继岿 深圳市儿童医院 感染科

 董晓艳 上海市儿童医院 呼吸科

 符州 重庆医科大学 附属儿童医院 儿科

 谷秀 中国医科大学 附属第四医院 内科

 顾绍庆 镇江市第一人民医院 儿科

 韩晓华 中国医科大学 附属盛京医院 小儿呼吸科

 韩玉玲 山东大学附属儿童医院 呼吸科

 韩志英 山西省儿童医院 呼吸科

 郝创利 苏州大学 附属儿童医院 呼吸科

 华山 安徽省儿童医院 儿科

 黄寒 湖南省妇幼保健院 儿科

 江逊 中国人民解放军空军军医大学第二附属医院（唐都医院） 儿科

 姜毅 武汉大学人民医院 儿科

 蒋敏 广西医科大学第一附属医院 儿科

 李岚 江西省儿童医院 呼吸科

 李羚 无锡市儿童医院 呼吸科

 李宁 浙江大学医学院 附属第四医院 呼吸与危重症医学科

 林荣军 青岛大学附属医院 儿科

 刘峰 南京医科大学 附属儿童医院 呼吸科

 刘来昱 南方医科大学南方医院 呼吸与危重症医学科

 刘升明 暨南大学 附属第一医院 内科、呼吸科

 刘洋 南昌大学第二附属医院 儿科

 刘长山 天津医科大学第二医院 儿科

 卢根 广州医科大学附属妇女儿童医疗中心 呼吸科

 陆爱珍 复旦大学 附属儿科医院 儿内科

 陆小霞 武汉儿童医院 儿科

 罗征秀 重庆医科大学 附属儿童医院 呼吸科

 马金海 宁夏医科大学总医院 儿科

 孟繁峥 吉林大学第一医院 小儿呼吸科

 牟向东 清华大学附属 京清华长庚医院 呼吸与危重医学科

潘家华
中国科学技术大学附属
第一医院（安徽省立医院）
儿科

彭韶
郑州大学第一附属医院
小儿呼吸内科

乔红梅
吉林大学白求恩
第一医院
小儿呼吸科

曲书强
哈尔滨医科大学附属第二医院
儿科

曲仪庆
山东大学齐鲁医院
呼吸与危重症医学科

沙莉
首都儿科研究所
附属儿童医院
变态反应科

尚云晓
中国医科大学附属盛京医院
小儿呼吸内科

盛文彬
杭州市儿童医院
儿科

史瑞明
西安交通大学
第一附属医院
儿科

孙新
空军军医大学西京医院
儿科

孙丽红
广州医科大学
附属第一医院
儿科

孙欣荣
西安市儿童医院
儿科

谭鑫
长沙市第一医院
儿科

唐素萍
福建医科大学
附属福州儿童医院
变态反应科

田曼
南京医科大学
附属儿童医院
儿科

王蛮蛮
浙江萧山医院
儿科

王秀芳
郑州大学第三附属医院
小儿呼吸内科

王宁
西安市儿童医院
儿科

王永清
常州市第一人民医院（苏州大学
附属第三医院）
儿科

王宇清
苏州大学附属儿童医院
呼吸科

文富强
四川大学华西医院
大内科

吴谨准
厦门大学附属妇女儿童医院
厦门市妇幼保健院
儿科

吴素玲
杭州市儿童医院
呼吸科

吴星东
复旦大学附属
儿科医院厦门医院
呼吸科

吴亚斌
湖北省妇幼保健院
儿童呼吸科

徐勇胜
天津市儿童医院
呼吸科

杨运刚
厦门大学
附属第一医院
儿科

姚伟
重庆医科大学附属第三医院
呼吸内科

殷勇
上海儿童医学中心
呼吸科

印根权
广州市妇女儿童医疗
中心增城院区
内科、呼吸科

袁艺
首都儿科研究所
附属儿童医院
呼吸科

张旻
上海交通大学医学院
附属第一人民医院
呼吸与危重症医学科

张明智
复旦大学
附属儿科医院
呼吸科

张振坤
徐州市儿童医院
呼吸二科

赵红梅
中日医院
呼吸与危重症医学科

郑锐
中国医科大学
附属盛京医院
呼吸与危重症学科

钟礼立
湖南省人民医院
儿童医学中心
呼吸科

周薇
北京大学第三医院
儿科

周新
上海交通大学医学院
附属第一人民医院
呼吸与危重症医学科

周宇麒
中山大学附属第三医院呼吸
与危重症医学科、变态反应
(过敏)科、内科

朱春梅
首都儿科研究所
附属儿童医院
儿科

朱晓华
江西省儿童医院
呼吸科

邹映雪
天津市儿童医院
(天津大学儿童医院)
综合内科

钟惟德
广州市第一人民医院
二级教授、主任医师

* 排名不分先后,按姓氏首字母顺序

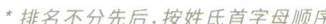
零售药学顾问

王黎
老百姓大药房

万明治
全亿健康

郭静
大参林医药

蔡洁莹
高济健康

万雪梅
益丰大药房

雷蓉
国大药房

策划

张静　刘天

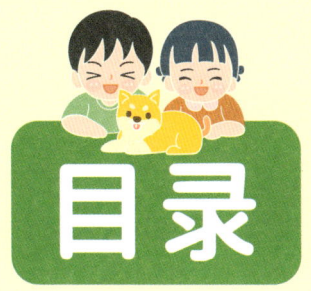

目录

1 Hi~ 雾化治疗
- 雾化治疗的"前世今生" ········· 02
- 雾化治疗到底是什么? ········· 03
- 为什么接受雾化治疗的人越来越多了? ········· 04

2 常见呼吸道疾病与雾化治疗的关系
- 哮喘患者日常如何管理? ········· 07
- 急慢性支气管炎有什么区别? ········· 09
- 当"慢阻肺"来袭,我们该怎么办? ········· 11
- 关于肺炎,你了解多少? ········· 12
- 支气管扩张是什么? ········· 14
- 得了急性咽喉炎,怎么办? ········· 16
- 百日咳有哪些特点? ········· 18
- 甲流、乙流、普通感冒,如何区分? ········· 20

3 雾化治疗用药知多少

- 医生开的这些雾化治疗药都有什么用？ ………… 25
- 抗生素都可以用于雾化治疗吗？ ………… 27
- 药品注射液可以直接用于雾化治疗吗？ ………… 28
- 雾化治疗药要稀释吗？ ………… 29
- 中成药可以用于雾化治疗吗？ ………… 30
- 只用生理盐水进行雾化治疗有用吗？ ………… 31
- 单药雾化治疗和多药雾化治疗有什么不同？ ………… 32
- 多药雾化治疗如何安排顺序？ ………… 33
- 连续使用两种药进行雾化治疗，中间需要清洗雾化机吗？ ………… 35
- 没开封的雾化治疗药，要放冰箱保存吗？ ………… 36
- 开封但没用完的雾化治疗药，还能用吗？ ………… 37
- 雾化治疗时出现不适怎么办？ ………… 38
- 雾化治疗什么时候停？ ………… 39
- 每次进行雾化治疗都要找医生重新配药吗？ ………… 41

4 在家进行雾化治疗，这些你需要知道

- 在家进行雾化治疗，效果跟在医院一样吗？ ………… 44
- 有必要买家用雾化机吗？ ………… 45
- 哪些情况可以考虑居家雾化治疗？ ………… 47
- 家用雾化机怎么选？ ………… 48
- 面罩式和咬嘴式雾化机，哪种更好？ ………… 50
- 压缩雾化器和筛网雾化器有什么区别？ ………… 52
- 新的面罩或雾化机使用前应该注意哪些事项？ ………… 53
- 便携式雾化器：家庭雾化治疗的新选择 ………… 55

5 居家雾化治疗三步走
- 第一步：雾化治疗前准备得做好 ········· 58
- 第二步：雾化治疗操作是关键! ········· 59
- 第三步：雾化清洁别忽视! ··············· 61

6 重点人群护理关怀
- 宝宝才1岁，可以做雾化治疗吗? ··············· 65
- 哪些情况可以给孩子做雾化治疗? ············· 66
- 孩子能经常进行雾化治疗吗? ·················· 67
- 爸妈70岁了，还可以做雾化治疗吗? ·········· 68
- 患有心脏病的老年人能不能做雾化治疗? ····· 69
- 患有糖尿病的老年人能不能做雾化治疗? ····· 70
- 患有高血压的老年人能不能做雾化治疗? ····· 71
- 孕期和哺乳期可以做雾化治疗吗? ············· 72
- 孕期和哺乳期做雾化治疗，有哪些注意事项? ··· 73
- 每次雾化治疗时间越长越好吗？大人小孩，雾化时长一样吗? ··· 75
- 雾化治疗面罩可以一家人共用吗? ············· 76
- 哪些情况不建议在家做雾化治疗? ············· 77

/03

7 雾化治疗常见答疑

- 雾化治疗药物都是激素药吗？雾化治疗比输液危害更大吗？ …… 80
- 一咳嗽就做雾化治疗，有必要吗？ ………………………… 82
- 雾化治疗后反而咳得更厉害了，为什么？ ………………… 83
- 雾化治疗后脸发红怎么办？ ………………………………… 84
- 雾化治疗后多久可以吃东西？ ……………………………… 85
- 雾化面罩和咬嘴应该多久更换一次？ ……………………… 86
- 春夏季雾化治疗和秋冬季雾化治疗，有什么不同？ ……… 87
- 网上爆火的自制雾化器靠谱吗？ …………………………… 88

附表

附表 1	家庭雾化用药手册（儿童篇） ……………………… 92
附表 2	家庭雾化用药手册（老人篇） ……………………… 98
附表 3	常见雾化药物配伍禁忌 ……………………………… 103
附表 4	常用雾化药物使用年龄 ……………………………… 104

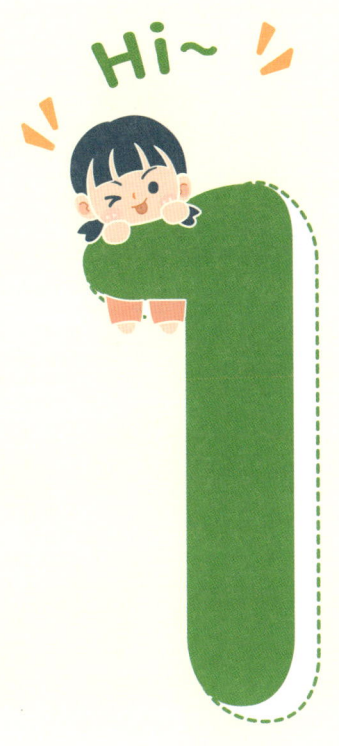

Hi~ 雾化治疗

家庭雾化小百科

● 雾化治疗的"前世今生"

人们用雾化吸入来治疗呼吸疾病,已经有上千年的历史了。

早在古埃及时期,人们就会通过"炙烤莨菪叶,让患者吸入气化莨菪碱"来缓解呼吸困难。这一方法也被载入了《埃伯斯伯比书》(古埃及最早记录药学知识的书籍),是现存最早的吸入疗法记录[1]。

到了古希腊时期,"西方医学之父"希波克拉底首创了"asthma"(哮喘)一词,制作出了雾化吸入装置的雏形[2]。他把用醋和油浸泡好的草药和树脂,放在一种壶形装置中,通过加热产生气雾,然后让患者通过芦苇秆吸入这些气雾。

17世纪,英国医生约翰·马奇设计出了外形类似大啤酒杯的"马奇吸入器"。这种装置可以加入不同的吸入药物,在维多利亚女王时代被广泛应用,并沿用了160多年[2]。

19世纪,法国医生塞尔斯·吉洪研制出了便携式雾化吸入装置。到了60年代,吸入剂被正式列入美国药品处方集和大英药典,成为吸入治疗的重要里程碑[2]。

时至今日,雾化吸入疗法以其"起效快、更安全、易接受"的优势,已经受到越来越多人的青睐,在呼吸疾病治疗领域不断焕发出新的生机。

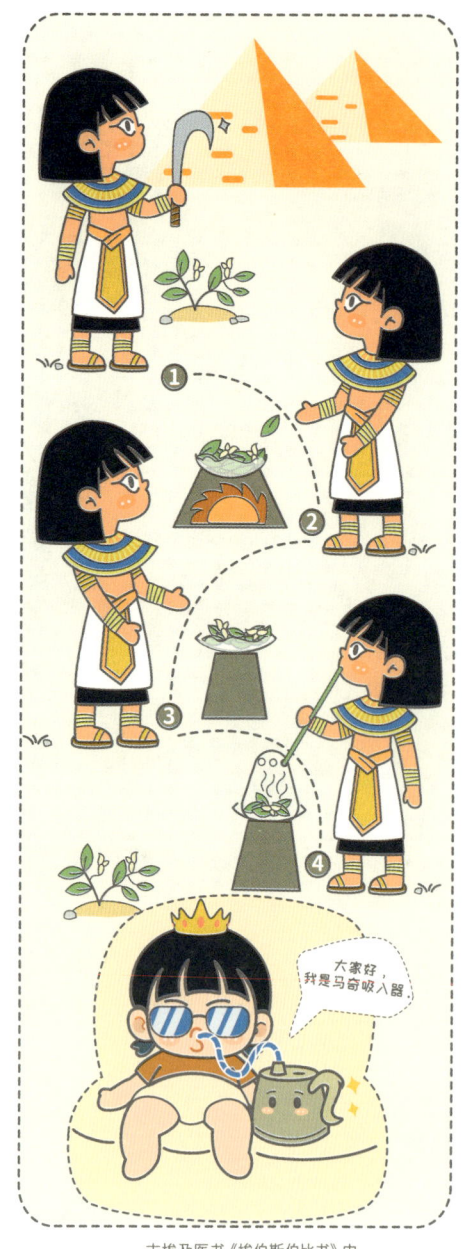

古埃及医书《埃伯斯伯比书》中关于吸入疗法的记录[1]

雾化治疗到底是什么？

雾化吸入治疗是通过雾化吸入装置将药液雾化成极其细小的气溶胶微粒后，由患者用吸入的方式将微粒直接带入肺部，从而起到治疗的作用[3,4]。

它是治疗哮喘、支气管炎、慢阻肺等多种常见呼吸系统疾病的有效方法，尤其对于缓解喘息咳嗽、咳痰等急慢性呼吸道症状效果显著[3]。

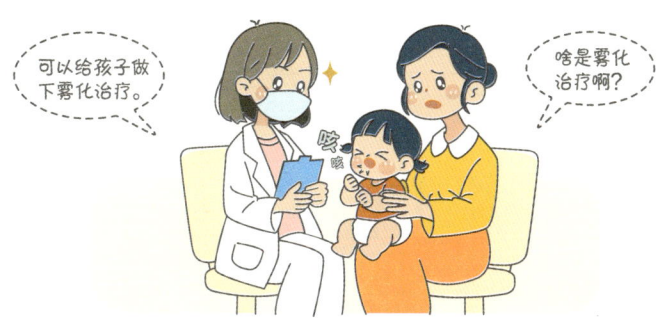

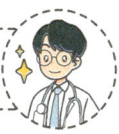

"这可不是什么大话，雾化妥妥凭实力上岗，成为呼吸系统疾病治疗领域的一员大将。"

雾化治疗的特点

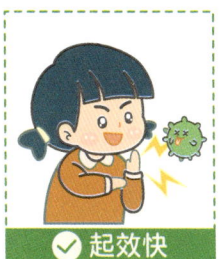

✓ 起效快

直接作用于肺部，能迅速缓解喘息咳嗽、咳痰等不适症状

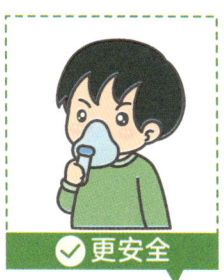

✓ 更安全

与全身用药相比，雾化治疗所需的药物剂量较小，且不经过血液、肠胃循环，出现不良反应的可能性更小

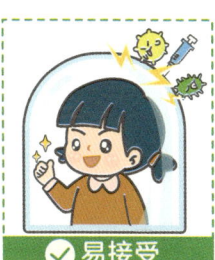

✓ 易接受

不用强硬喂药，也不像打针那样令人恐惧，已成为儿童，尤其是学龄前儿童呼吸疾病治疗的主要手段之一

此外，患者还可以选择居家雾化治疗，这样不仅方便快捷，还能减少交叉感染的风险[3,5]，对于家中的老人、儿童等易感人群都很友好。

家庭雾化小百科

为什么接受雾化治疗的人越来越多了?

大家有没有发现,近几年来身边有呼吸道问题的人越来越多了?

最新数据显示,全球约有 4.546 亿慢性呼吸系统疾病患者,其中哮喘患者和慢性阻塞性肺疾病患者均达到 2 亿以上[6]。

慢性呼吸道疾病已成为仅次于心脑血管疾病和癌症的第三大疾病[6]。

事关呼吸无小事,它直接影响我们的身体健康及生活质量。因此,大家在日常生活中要尽量规避烟草(包括二手烟、三手烟)、空气污染和职业风险暴露(如尘肺)[6]等。

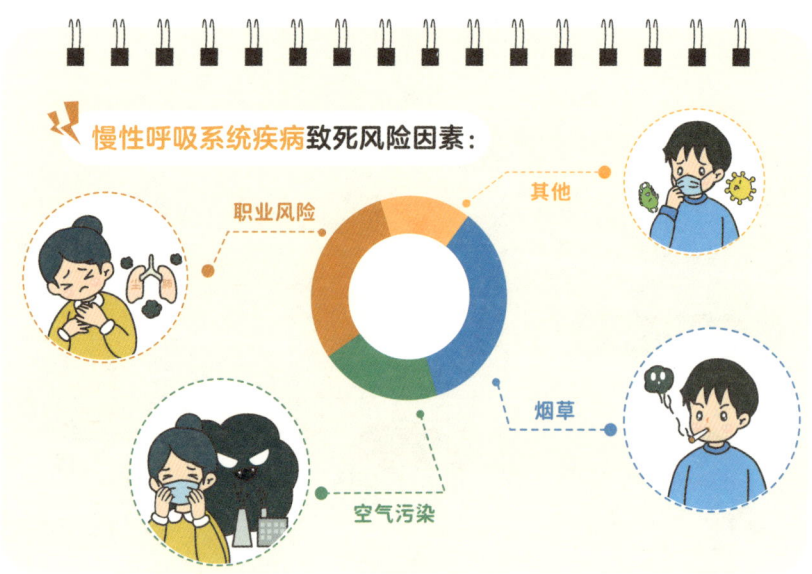

对于本身就患有哮喘、慢阻肺等呼吸系统疾病的患者,除了规避风险因素,日常控制管理也不容懈怠。

雾化吸入疗法不光起效快、不良反应小、易接受,还能满足居家和外出等不同使用场所[7]。不论是患有慢阻肺的老人,还是苦于哮喘的成人,抑或是得了肺炎的孩子,都可以通过雾化治疗及时地缓解咳嗽、咳痰、气喘等症状。

与此同时,雾化处理技术的不断升级,吸入药物种类的不断丰富,也进一步推动了雾化治疗在当今呼吸治疗领域的发展。

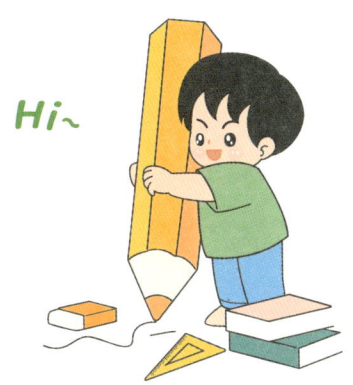

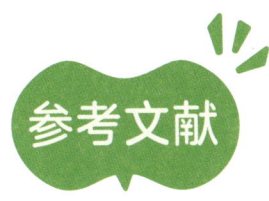

参考文献

[1]Stein S. W., Thiel C. G. The history of therapeutic aerosols: a chronological review. Journal of aerosol medicine and pulmonary drug delivery, 2017, 30(1): 20–41.

[2] 白澎, 孙永昌. 吸入疗法的历史（一）[J]. 中华结核和呼吸杂志, 2013, 36(7) : 555-556.

[3] 中华医学会儿科学分会呼吸学组, 中华儿科杂志编辑委员会. 儿童呼吸系统疾病家庭雾化吸入治疗临床实践指南（2025）[J]. 中华儿科杂志, 2025, 63(1):15-26.

[4] 中华医学会临床药学分会, 中国医药教育协会药事管理专业委员会、临床合理用药专业委员会, 刘东, 等. 雾化吸入疗法合理用药专家共识(2024 版)[J]. 医药导报, 2024,43(9):1355-1368.

[5] 中华医学会临床药学分会《雾化吸入疗法合理用药专家共识》编写组. 雾化吸入疗法合理用药专家共识(2019 年版)[J]. 医药导报, 2019,38(2):135-146.

[6]GBD 2019 Chronic Respiratory Diseases Collaborators. Global burden of chronic respiratory diseases and risk factors, 1990-2019: an update from the Global Burden of Disease Study 2019. EClinicalMedicine vol. 2023(59): 101936.

[7] 中华医学会呼吸病学分会《雾化吸入疗法在呼吸疾病中的应用专家共识》制定专家组. 雾化吸入疗法在呼吸疾病中的应用专家共识 [J]. 中华医学杂志, 2016, 96(34) : 2696-2708.

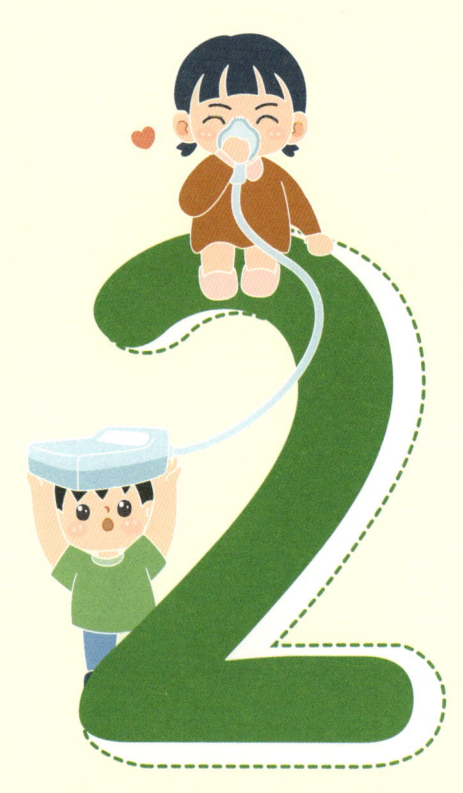

常见呼吸道疾病
与雾化治疗的关系

哮喘患者日常如何管理?

支气管哮喘,简称哮喘,是儿童期常见的慢性呼吸道疾病和致死原因之一。2019 年,我国有 869 万名儿童青少年哮喘患者,患病率较 10 年前有所上升[1]。

它也是影响我国居民健康的第二大呼吸道疾病[2],在我国,每 100 名 14 岁及以上年龄的人群中,就有超过 1 人患哮喘[3]。

食物过敏、过敏性鼻炎、特应性皮炎等过敏相关疾病,过敏性疾病家族史,环境污染、烟雾等环境因素以及上呼吸道感染等,都可能影响哮喘的发生发展[4]。

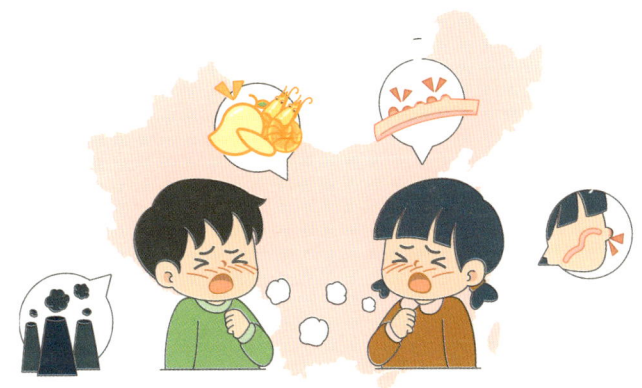

哮喘可以根据症状分为三个期[5]

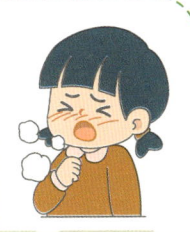

急性发作期
突然感到呼吸急促、喘息、咳嗽或胸闷,这些症状可能因为接触过敏原、刺激物或感染而加剧

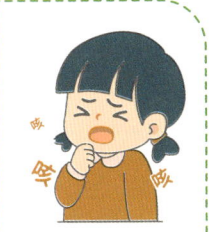

慢性持续期
可能每周都会经历不同程度的喘息、气促、胸闷或咳嗽

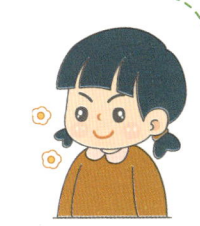

临床缓解期
临床没有出现喘息、气促、胸闷或咳嗽等症状,且肺功能基本恢复到急性发作期前的水平,并且维持 3 个月以上不再急性发作

/07

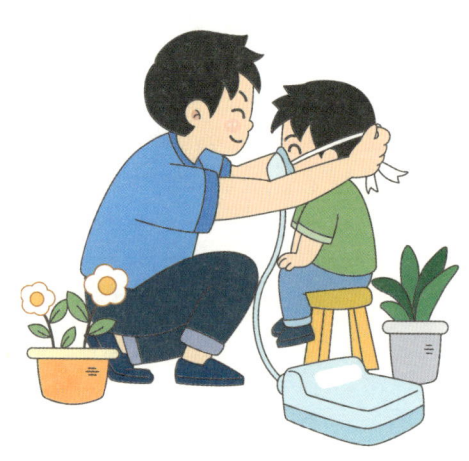

因为哮喘是慢性呼吸道疾病,患者需要长期使用药物(如吸入性糖皮质激素)来控制病情;如果症状加重了,则可以用支气管舒张剂,如沙丁胺醇吸入剂等急救药物来缓解症状;此外,重度哮喘患者,可能还需要附加使用生物靶向药物和某些抗菌药物[5]。

与口服、肌肉注射和静脉给药等方式相比,吸入疗法起效迅速、作用直接、疗效佳,全身不良反应少、便于患者自行使用[6]。

对于大多数年龄较小的儿童哮喘患者而言,通过雾化吸入给药是一种更理想的方式[6]。一来几乎无痛感,配合度更高;二来操作简单,孩子急性发作时,能及时在家做雾化治疗缓解气喘(若1小时症状无缓解,应及时就医)。

随着孩子年龄增大,能掌握便携式吸入装置的正确用法后,则可以用定量吸入器或干粉吸入器来进行长期治疗[6]。

急慢性支气管炎有什么区别？

每到秋冬季，呼吸道疾病高发，除感冒外，支气管炎患者也很多。医院里咳嗽声此起彼伏，有的孩子咳得都快喘不上气了，脸蛋憋得通红，爸妈看着都揪心；还有的老人，咳得感觉骨头都要"散架"了，痰还是咳不出来，呼哧呼哧地大喘气。

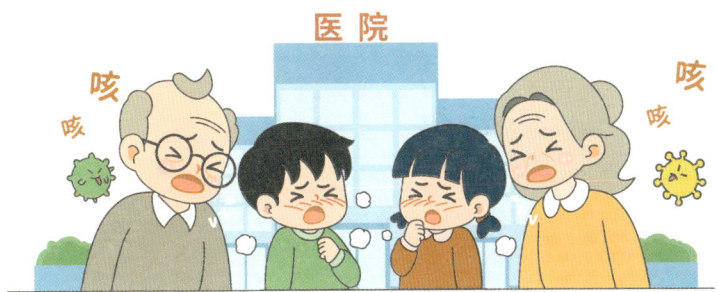

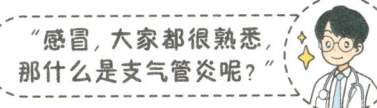

支气管炎主要分为急性和慢性两大类型

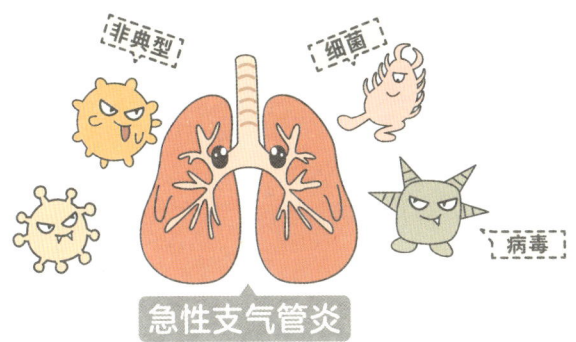

急性支气管炎通常由病毒、细菌感染或非典型致病菌感染引发，起病较急，起初会出现刺激性干咳，随后痰量增多，还可能伴有发热症状[7]。大多可以痊愈，但如果治疗不及时，也可能发展为肺炎或转为慢性支气管炎。

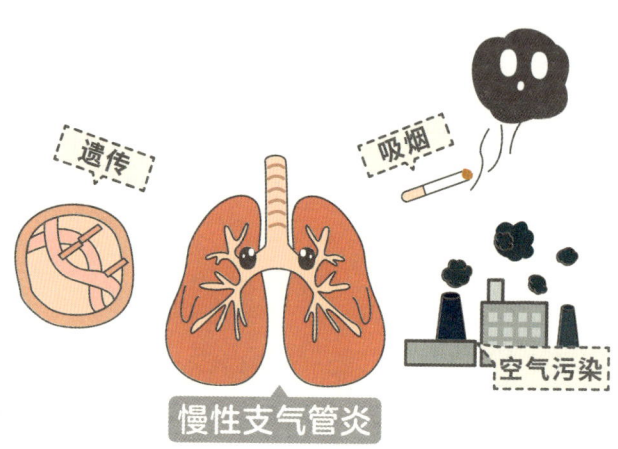

慢性支气管炎的病因较为复杂，往往与长期吸烟、空气污染、呼吸道感染、遗传、先天发育畸形等多种因素长期作用有关[8]。慢性支气管炎病情容易反复发作，患者可能连续 3 个月以上都不断咳嗽、咳痰，还有急性加重的风险[1,2]。

所以在感染高发季，外出时要戴好口罩，少去人群密集处，尽可能预防感冒，减少呼吸道感染的发生。

对于急慢性支气管炎患者，及时治疗很重要。通过雾化吸入在第一时间进行干预，能显著减少发展为重症的风险。它能帮助患者在家中迅速缓解咳嗽、咳痰等症状，减轻呼吸道炎症，提高生活质量，方便又安全。

第二章 常见呼吸道疾病与雾化治疗的关系

● 当"慢阻肺"来袭，我们该怎么办？

家里的老人如果一起床就咳嗽，一运动就胸闷气短，这得提高警惕，可能得了"慢阻肺"！

慢阻肺，即慢性阻塞性肺疾病，又被称为"沉默的杀手"，是目前全球三大死亡原因之一[9]。截至2018年，我国的慢阻肺患者人数已接近1亿[10]。

之所以被称为"沉默的杀手"，是因为慢阻肺在初期不易被察觉，往往确诊时肺功能就已经受到严重损害。这不仅会影响患者的生活质量，还可能导致严重的并发症，如肺心病、呼吸衰竭等。

慢阻肺一般在中年发病，好发于秋冬寒冷季节，常见症状有呼吸困难、慢性咳嗽、咳痰、喘息、胸痛和乏力等[10]。如果自己或家中的老人出现了类似症状，建议及时去医院做一下胸部影像、肺功能等检查。

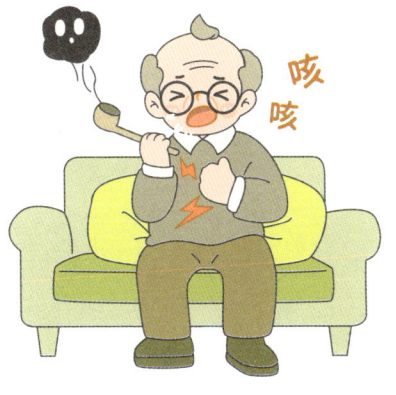

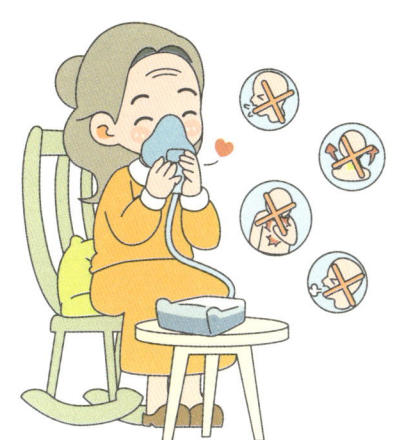

慢阻肺虽无法根治，但可以通过药物治疗来控制病情。与口服药物相比，吸入制剂的疗效和安全性更好，因此多首选吸入治疗。对于年老体弱、吸气流速较低、疾病严重程度较重、用吸入装置有困难的患者来说，雾化吸入给药可能是更好选择[10]。

若出现急性加重，比如，气促加重，伴有喘息、胸闷、咳嗽加剧、痰量增加等情况，在等待就医的过程中，也可以通过雾化吸入相关药物，来及时缓解呼吸困难等症状，以免延误病情。

"吸烟是慢阻肺最重要的危险因素，奉劝吸烟者能戒烟就戒烟，更不要在孩子面前吸烟。"

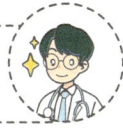

/11

关于肺炎，你了解多少？

一年四季交替，温度时高时低，有些人一不小心就容易感冒。

患感冒后，有的人可能只是流鼻涕、打喷嚏，过几天就好了。但也有人反复咳嗽、高烧不退，病情越来越严重，去医院经医生诊断竟然是得了肺炎！

肺炎，简单来说就是肺部出现的炎症。它和普通感冒一样都会出现咳嗽、发热等症状，不过普通感冒一般3～5天可明显好转。如果"感冒"症状持续3～5天仍不见好转或加重，或伴有精神不振、呼吸增快、痰量增多，或有气管"嘶嘶"喘息声（似吹哨音），就要注意有肺炎的可能。

普通感冒也不会出现"肺实质性浸润"[11]。我们可以把肺部比喻成一块松软的海绵，它本来有很多小孔隙，空气可以顺畅地进出。而肺实质性浸润就像是一些不该有的东西（如炎症细胞、坏死物质等）从海绵中渗出，把支气管、细支气管，还有肺泡腔堵住了，空气进出就不那么顺畅了。

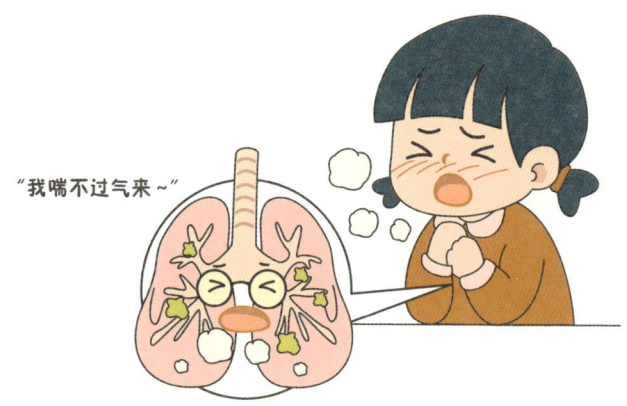

肺炎最喜欢"趁冷打劫"，寒冷季节高发，儿童尤其容易中招。如果孩子不幸得了肺炎，一定要配合医生。医生会针对不同病情，进行相应的抗感染和对症治疗，不要自己乱吃药，以免延误病情。

症状严重的患儿，可在医生指导下进行雾化治疗，帮助抑制气道的炎症反应，加快病情恢复。因为雾化治疗药物不像口服药片一样存在苦涩、难吞咽的问题，也没有针头扎进皮肤的痛感，孩子的配合度会高很多。

此外，免疫力低下的老年人也是肺炎的高发人群，雾化可以作为一种有效的辅助治疗手段。掌握好方法后，还能直接在家进行雾化治疗，不仅更方便，也能减少在医院交叉感染的风险。

第二章 常见呼吸道疾病与雾化治疗的关系

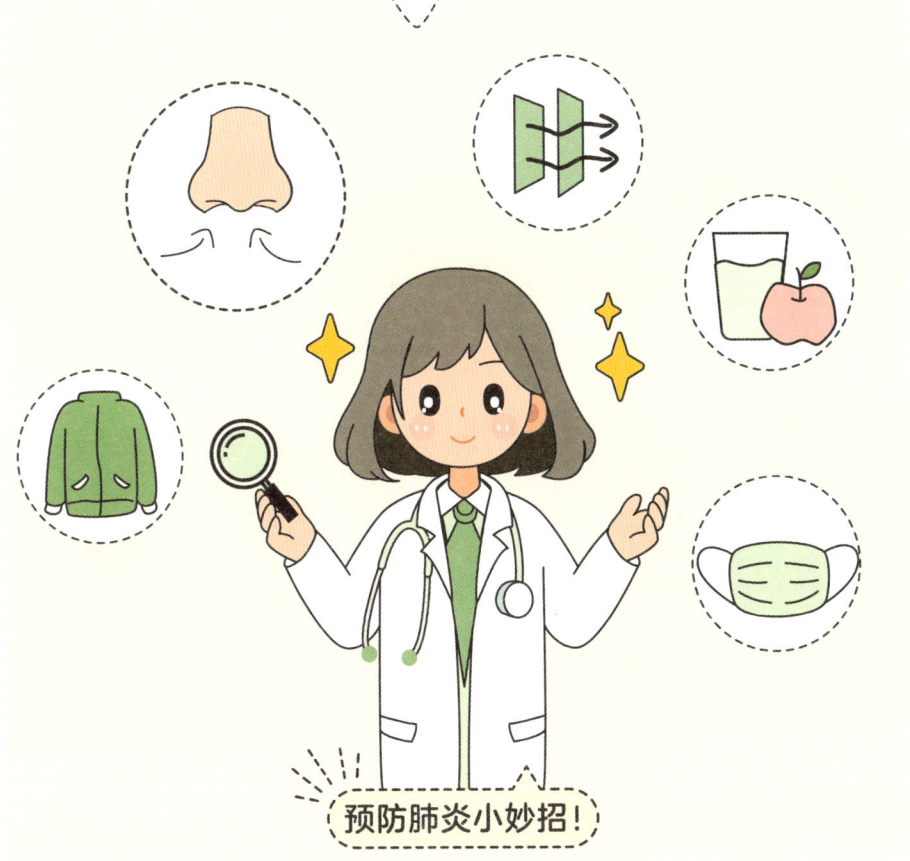

支气管扩张是什么？

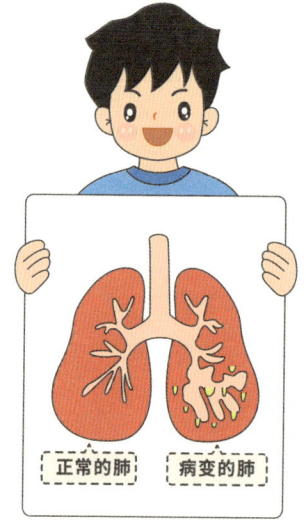

支气管扩张是一种慢性肺部疾病，也是全球第三大慢性气道疾病[12]，患病率随年龄增长而上升。患者出现慢阻肺、哮喘、骨质疏松等合并症的概率较高[12]，进一步加大治疗难度，影响肺部健康和生活质量。

支气管出现扩张是因为支气管反复感染产生了结构破坏，导致痰液和细菌积聚，引发持续的气道炎症，并不断恶性循环，导致支气管永久的病理性扩张[13]。

典型症状[13]

（1）慢性咳嗽

持续咳嗽超过 8 周。

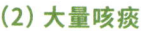

（2）大量咳痰

痰量较大，有时带血丝，加重时可见黄绿色脓痰。

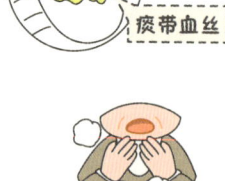

（3）呼吸困难

喘不上气，严重程度伴随着病情加重而加重。

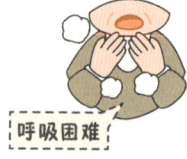

（4）间断性咯血

偶尔或反复多次咯血。

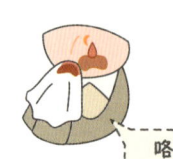

支气管扩张可能由既往慢性感染（早年得过百日咳、肺结核或肺炎等）、先天遗传、免疫功能低下、气道阻塞等多种因素引起，治疗方法主要包括[13]：

(1) 药物治疗

祛痰药物、抗菌药物、病原体清除治疗。

(2) 物理治疗

通过体位引流、胸部拍击和呼吸康复等方法，帮助排痰。

(3) 其他治疗

提高免疫力，如疫苗接种、适当运动训练等。

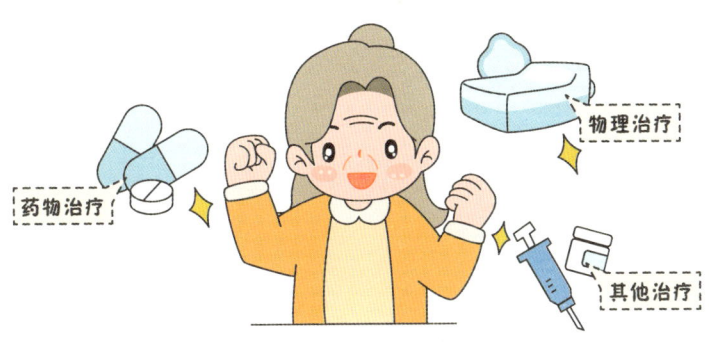

目前，药物治疗依旧是支气管扩张的主流治疗方式。对于儿童、老人等部分不便配合口服、注射等药物治疗方式的患者，通过雾化吸入给药也是一种不错的选择。

它能直接将药物送达气道，起效快、局部药物浓度高、全身不良反应小[14]，在气道疾病痰液管理中具有独特优势。此外，雾化治疗能缓解痰液滞留造成的咳嗽、咳痰、胸闷、呼吸困难等不适，应用方便，对吸气流速也无要求。

对于伴肺部铜绿假单胞菌感染的支气管扩张症，临床上也会通过雾化吸入妥布霉素吸入溶液（截至2025年1月我国唯一获批上市的雾化吸入抗感染药物）来控制肺部感染，改善患者症状。

得了急性咽喉炎，怎么办？

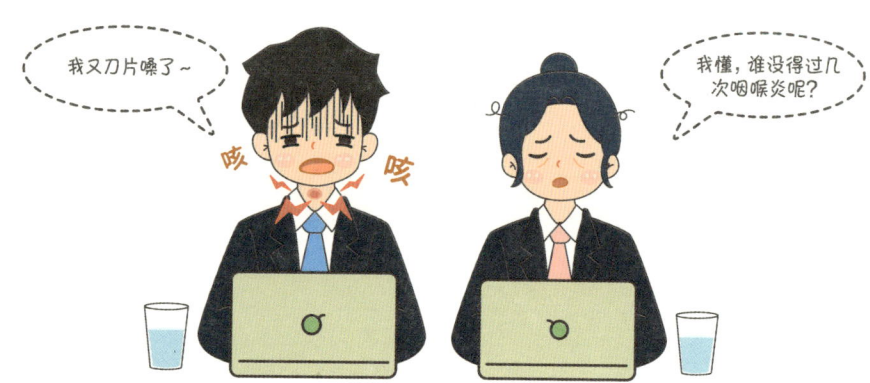

大家在日常生活中是不是常常听到急性咽喉炎这个词？

不仅是免疫力差的小孩，很多成年人一不留神也容易"中招"。说话时嗓子疼，吞咽也疼，那感觉别提多难受了。

其实，急性咽炎和急性喉炎是两种病！因为两者发病位置邻近，都属于上呼吸道，又常常同时发生，很容易被大家混淆。

但本质上，它们是完全不同的两种病，症状和治疗方法也不同。

	急性咽炎	急性喉炎
症状 [15-17]	咽部明显充血水肿、伴有干燥、灼热、异物感，同时伴有咽痛，吞咽时加重	喉部水肿，声音嘶哑、发声困难，有典型的犬吠样咳嗽，加重时伴喉鸣、吸气性呼吸困难
治疗方法 [15,18]	以抗菌药物或抗病毒药物为主，如果口服药物治疗效果不好，加用雾化治疗，能更好地改善局部症状	使用抗生素治疗细菌感染，抗病毒药物治疗病毒感染，联合糖皮质激素雾化治疗，有助于迅速缓解喉部水肿。若呼吸困难不能缓解，应及时做气管切开，避免患者窒息。

急性喉气管支气管炎

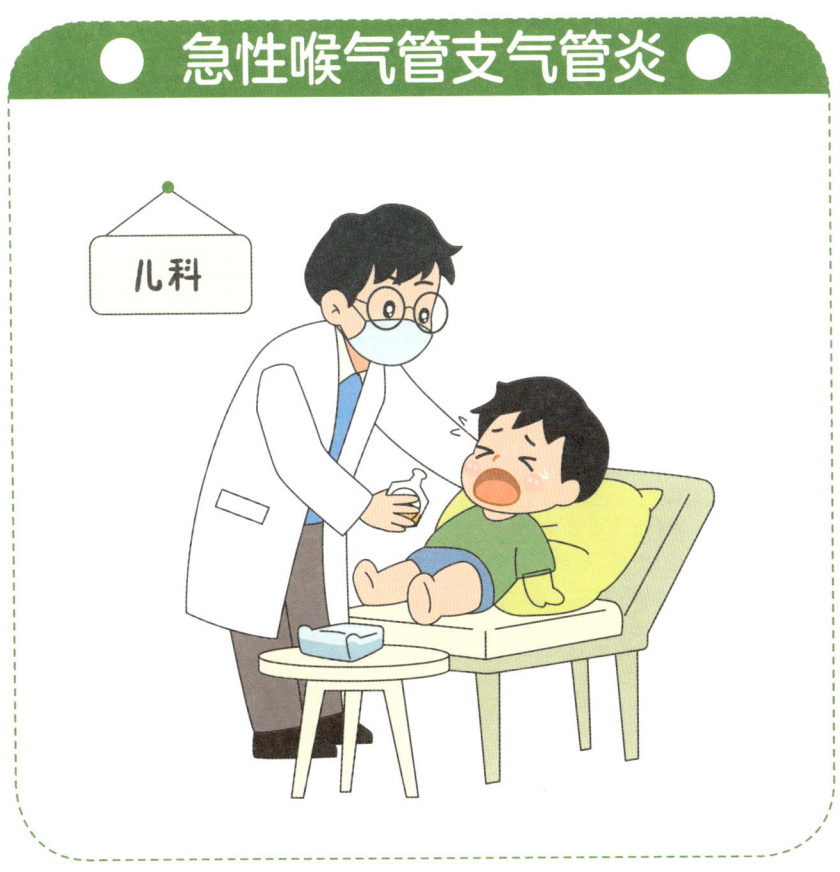

急性喉气管支气管炎，其症状与急性喉炎相似，该病是儿科常见疾病，多由病毒或细菌等感染引起。

患儿表现为犬吠样咳嗽、声音嘶哑、喉鸣、发热、咳痰等，临床多据感染病原选择抗生素或抗病毒药物联合糖皮质激素类药物治疗。有研究显示，布地奈德雾化吸入治疗小儿急性喉气管支气管炎可以显著提高临床效果[18,19]。

百日咳有哪些特点？

说起百日咳，相信不少家长的心已经"揪"起来了。因为它传染性极强、症状重，咳起来"撕心裂肺"好几个月，相当折磨人。

偏偏这种病还总爱把"魔爪"伸向小孩子。基本上每 3～5 年就会发生 1 次流行高峰，我国最近一次流行高峰是在 2019 年，全国报告超过 3 万例[20]，其中超过一半的百日咳病例发生在 1 岁以下婴幼儿中[21]。

百日咳是由百日咳鲍特菌（Bordetella Pertussis）感染引起的急性呼吸道传染病，主要通过飞沫传播。它的早期（第 1～2 周）症状和普通感冒很像，流清涕、打喷嚏、很少发烧，连肺部听诊、血常规可能都没啥异常，很容易被忽视。

可一旦进入痉咳期（第 3～8 周），咳嗽急剧加重，可能会导致舌带溃疡、气胸、大小便失禁，甚至引发脑部问题。[20,22]

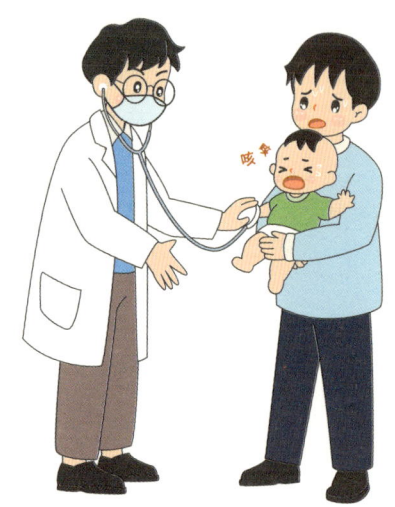

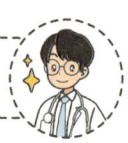

"要想孩子少遭罪，早期识别很重要，这里教给大家两个实用小方法。"

1 观察孩子咳嗽的变化趋势

一般病毒或感冒引起的咳嗽在 1～2 周内往往会有好转迹象。如果发现孩子已经咳嗽 1～2 周了，不仅没有好转，还逐渐加重，那就要警惕了！

2 观察孩子有没有一些百日咳的典型表现

如果咳了 1～2 周，孩子咳嗽越发剧烈，还出现一长串好像喘不过气来的咳嗽，或是咳嗽间隙有类似鸡打鸣的吸气声、咳嗽后呕吐等，应赶紧去医院检查！

百日咳咳嗽特点[20,21]

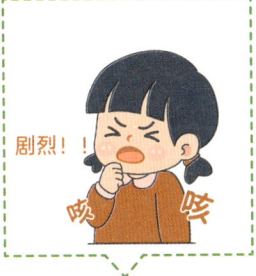

突然爆发一连串剧烈咳嗽，然后停止，过一会儿又开始。

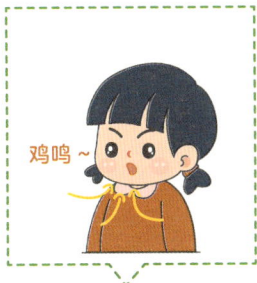

咳嗽停下，常会深吸一口气，喉咙发出鸡鸣一样的声音。

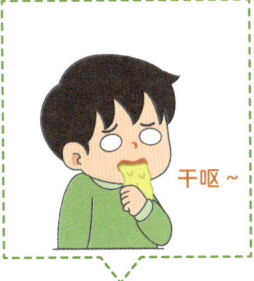

持续的剧烈咳嗽可能会让人干呕，甚至呕吐。

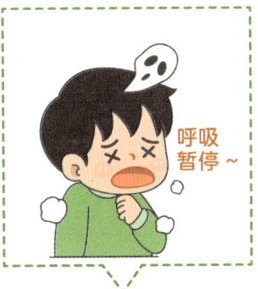

一些婴儿会呼吸暂停。

百日咳一般可以通过接种百白破疫苗来预防，但接种疫苗无法提供永久免疫[20]。也就是说，青少年以及成年人都有可能患上百日咳。

如果确诊了百日咳，医生可能会用阿奇霉素、红霉素、克拉霉素等抗菌药物进行治疗[22]。病情严重的患儿，需在医生指导下进行雾化激素治疗[22]来减轻症状。

家长们也不必"谈激素色变"，在医生指导下按正常剂量使用，基本不会对孩子的生长发育产生不良影响，也不易产生依赖性。

甲流、乙流、普通感冒，如何区分？

每当流感季来临，很多人都分不清自己到底是得了流感还是普通感冒。别着急，今天我们就来教教大家。

流行性感冒简称流感，是一种由流感病毒引起的，具有高度传染性的急性呼吸道疾病。据估计，在我国，每年有 340 万人因流感就诊，平均每年约有 8.81 万人因流感相关呼吸系统疾病导致死亡[23]。

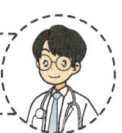

"流感一般在冬春季节发病比较多，症状与普通感冒有相似之处，但也有明显不同。"

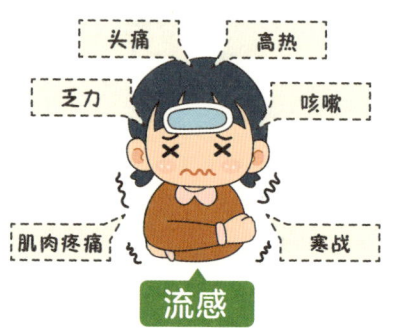

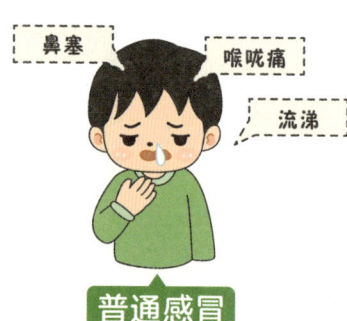

流感

全身症状较重，常有高热、肌肉疼痛、头痛、乏力、咳嗽等，体温短时间内可达到 39～40℃，甚至更高，还可能伴有寒战，部分患者有眼结膜充血、恶心、呕吐等胃肠道症状。

普通感冒

全身症状较轻，喉咙痛、流涕、鼻塞等呼吸道局部症状较重，一般不会伴有寒战，并发症少。

根据病毒不同,流感又分为甲流和乙流。一般而言,甲流的传染性会更强些,但两者症状差别不大,通常需要配合抗原或核酸检测来诊断[23,24]。

儿童和老年人都属于流感高危人群,且患流感后容易出现严重并发症,越早治疗效果越好。

一旦确诊流感,需合理使用抗流感病毒药物和相关治疗药物。免疫力较差的孩子和老人,要是咳嗽、咳痰、气喘等症状严重,可在医生指导下在家做雾化治疗,辅助缓解身体上的不适。

流感季节年年有,在这里我们也为大家准备了一份预防流感"不慌指南":

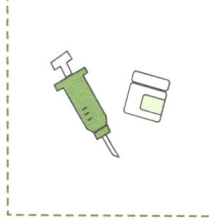

流感疫苗早接种
定时测温观状态

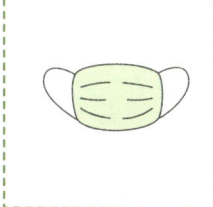

定期通风做消毒
戴好口罩勤洗手

远离人群聚集地
减少感染可能性

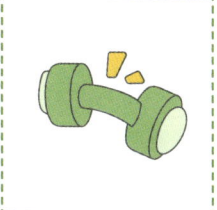

吃好睡好多运动
全面提升抵抗力

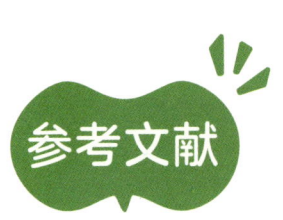
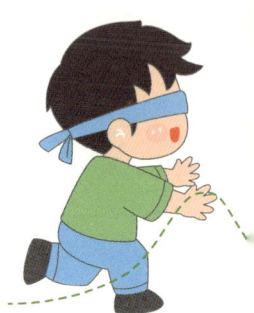

参考文献

[1] 伊娜，刘婷婷，周宇畅，等．1990—2019年中国儿童青少年哮喘疾病负担分析[J]．中华流行病学杂志，2023,44(2): 235-242.

[2] 中华医学会呼吸病学分会．轻度支气管哮喘诊断与治疗中国专家共识（2023）[J]．中华结核和呼吸杂志,2023,46(9): 880-896.

[3] 中国医药教育协会慢性气道疾病专业委员会，中国哮喘联盟．重度哮喘诊断与处理中国专家共识（2024）[J]．中华医学杂志，2024,104(20): 1759-1789.

[4] 中华儿科杂志编辑委员会，中华医学会儿科学分会呼吸学组，中国医师协会儿科医师分会儿童呼吸专业委员会．儿童支气管哮喘规范化诊治建议（2020年版）[J]．中华儿科杂志,2020,58(9):708-717.

[5] 中华医学会呼吸病学分会哮喘学组．支气管哮喘防治指南（2020年版）[J]．中华结核和呼吸杂志,2020,43(12):1023-1048.

[6] 中华医学会儿科学分会呼吸学组，中华儿科杂志编辑委员会．儿童呼吸系统疾病家庭雾化吸入治疗临床实践指南（2025）[J]．中华儿科杂志，2025, 63(1): 15-26.

[7] 刘剑，张洪春，王成祥，等．芩暴红止咳口服液治疗急性支气管炎及慢性支气管炎急性发作临床应用专家共识[J/OL]．中国实验方剂学杂志,1-8[2024-11-06].

[8] Malesker MA, Callahan-Lyon P, Madison JM,et al. CHEST Expert Cough Panel. Chronic Cough Due to Stable Chronic Bronchitis: CHEST Expert Panel Report[J]. Chest, 2020, 158(2):705-718.

[9]Cornelius T. Clinical guideline highlights for the hospitalist: GOLD COPD update 2024[J]. J Hosp Med, 2024, 19(9):818-820.

[10] 中华医学会，中华医学会杂志社，中华医学会全科医学分会，等．中国慢性阻塞性肺疾病基层诊疗与管理指南（2024年）[J]．中华全科医师杂志,2024,23(6): 578-602.

[11] 葛均波，徐永健，王辰．内科学[M]．9版．北京：人民卫生出版社，2018.

[12] 张黎莎，王佳怡，徐金富．支气管扩张症研究年度进展2023 [J]．中华结核和呼吸杂志，2024, 47(2)：152-156.

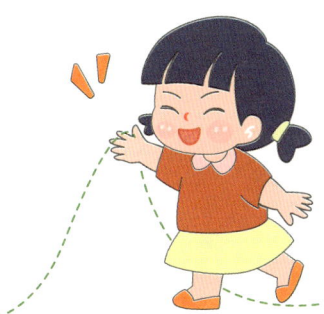

[13] 支气管扩张症专家共识撰写协作组，中华医学会呼吸病学分会感染学组．中国成人支气管扩张症诊断与治疗专家共识 [J]．中华结核和呼吸杂志，2021, 44(4)：311-321.

[14] 中华医学会呼吸病学分会．雾化祛痰临床应用的中国专家共识 [J]．中华结核和呼吸杂志，2021, 44(4)：340-348.

[15] 中华医学会呼吸病学分会《雾化吸入疗法在呼吸疾病中的应用专家共识》制定专家组．雾化吸入疗法在呼吸疾病中的应用专家共识 [J]．中华医学杂志，2016, 96(34)：2696-2708.

[16] 中国医师协会儿科医师分会儿童耳鼻咽喉专业委员会．儿童反复上呼吸道感染临床诊治管理专家共识 [J]．中国实用儿科杂志，2017,32(10):721-725.

[17] 中华医学会，中华医学会杂志社，中华医学会全科医学分会，等．急性上呼吸道感染基层诊疗指南 (2018 年)[J]．中华全科医师杂志，2019,18(5):422-426.

[18] 中华医学会临床药学分会《雾化吸入疗法合理用药专家共识》编写组．雾化吸入疗法合理用药专家共识 (2019 年版)[J]．医药导报，2019,38(2):135-146.

[19] 史慧．布地奈德雾化吸入治疗小儿急性喉气管支气管炎的效果评价 [J]．中国实用医药，2023,18(11):105-108.

[20] 张慧敏，王天有．儿童百日咳流行病学特征及临床特点的研究进展 [J]．中国小儿急救医学，2024, 31(4)：288-294.

[21] 中华医学会感染病学分会儿科感染学组，国家卫生健康委能力建设和继续教育儿科专委会感染组，中国临床实践指南联盟方法学专委会，等．中国百日咳诊疗与预防指南（2024 版）[J]．中华医学杂志，2024, 104(15): 1258-1279.

[22] 国家卫生健康委员会，国家中医药管理局．百日咳诊疗方案（2023 年版）[J]．国际流行病学传染病学杂志，2024, 51(1): 1-3.

[23] 中国医师协会急诊医师分会，中华医学会急诊医学分会，中国急诊专科医联体，等．成人流行性感冒诊疗规范急诊专家共识（2022 版）[J]．中华急诊医学杂志，2023,32(1):17-31.

[24] 国家呼吸系统疾病临床医学研究中心，中华医学会儿科学分会呼吸学组．儿童流感诊断与治疗专家共识 (2020 年版)[J]．中华实用儿科临床杂志，2020,35(17):1281-1288.

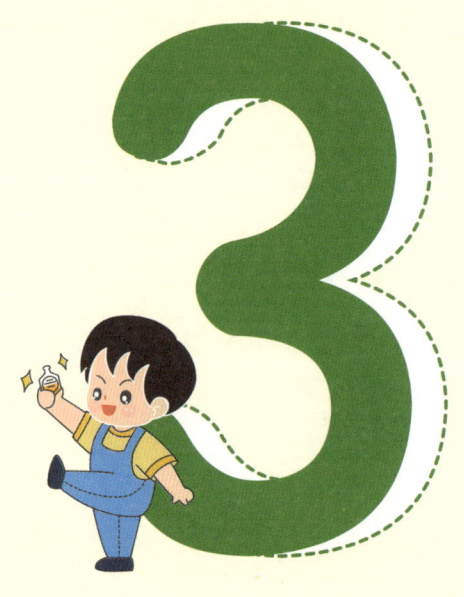

雾化治疗用药知多少

医生开的这些雾化治疗药都有什么用？

答 雾化药有抗炎、平喘、祛痰等作用。

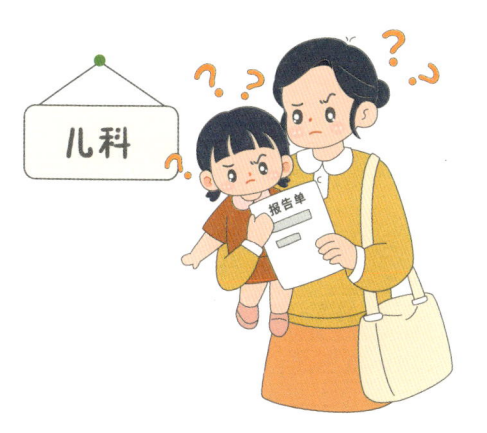

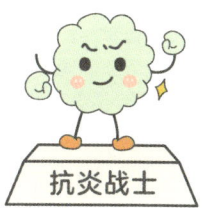

目前，常用的雾化吸入药物主要有 4 种[1]，分别是：

(1) 吸入性糖皮质激素 (ICS) —— 肺部"抗炎卫士"

减轻气道炎症，缓解咳嗽、喘息等症状。虽是激素，但雾化吸入的剂量远小于全身用药，且主要作用于局部，按正常剂量使用不会伤身体，基本不影响生长发育。

国内已上市用于雾化吸入的 ICS 有 3 种：布地奈德、二丙酸倍氯米松、丙酸氟替卡松。

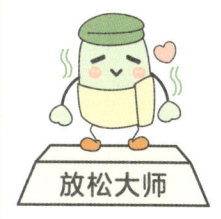

(2) 支气管舒张剂 —— 支气管"放松大师"

缓解支气管痉挛，让气道放松，起到平喘效果。种类有：

• 短效 β2 受体激动剂 (SABA)：盐酸左沙丁胺醇、硫酸沙丁胺醇、硫酸特布他林。

• 长效 β2 受体激动剂 (LABA)：富马酸福莫特罗、盐酸丙卡特罗。

• 短效胆碱 M 受体拮抗剂 (SAMA)：异丙托溴铵。

• SAMA+SABA 复合制剂：复方异丙托溴铵。

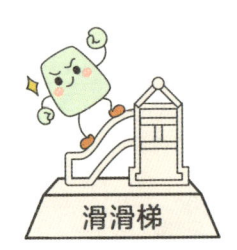

(3) 祛痰药——为痰液搭建"滑梯"

降低痰液黏滞性,帮助痰液滑出体外。

目前国内可供雾化吸入用制剂仅有乙酰半胱氨酸、盐酸氨溴索。

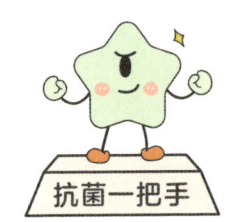

(4) 抗感染药——肺部"抗菌一把手"

用于治疗某些特定的呼吸道感染。

截至2025年1月,我国上市的雾化吸入抗感染药物,仅有妥布霉素。部分妥布霉素注射液、注射用两性霉素B说明书中含雾化吸入用法。

由于部分雾化治疗药物有使用年龄限制,且有些会存在配伍禁忌,所以大家在使用雾化药物时,一定要遵循医生建议和药物说明书,切忌自行调整剂量或频率,确保用药安全有效。

[小贴士]

常用雾化治疗药物配伍禁忌详见附表2。
常用雾化治疗药物适用年龄详见附表3。

抗生素都可以用于雾化治疗吗？

答 不是所有抗生素都可以用来雾化。

抗生素在雾化吸入治疗中的应用可以追溯到 20 世纪 40 年代，首先用于肺囊性纤维化患者的治疗，近年也逐渐用于治疗和预防严重的肺部感染[2]。

但不是所有抗生素都能形成适合雾化吸入的微小颗粒，有的可能沉积在肺部，从而导致肺部感染。

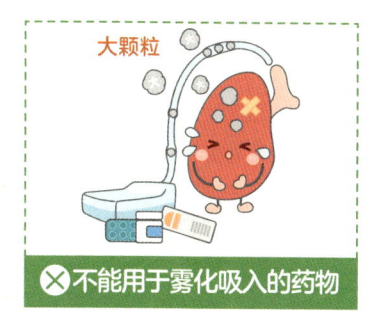

大颗粒	小颗粒
❌ 不能用于雾化吸入的药物	✅ 可用于雾化吸入的药物

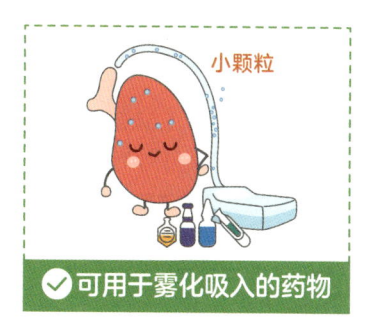

截至 2025 年 1 月，我国上市的雾化吸入用抗生素仅有妥布霉素吸入溶液，主要用于治疗某些特定的呼吸道感染，如伴铜绿假单胞菌感染的支气管扩张等[1]。

此外，《中国多黏菌素类抗菌药物临床合理应用多学科专家共识》提出对于疑似或者确诊严重耐药革兰阴性菌感染的医院获得性肺炎或呼吸机相关性肺炎患者，也可辅助多黏菌素雾化吸入治疗。但国内目前尚无多黏菌素吸入专用制剂，一般用静脉制剂替代[3]。

总之，是否能用以及如何使用雾化吸入抗生素，一定要遵医嘱。

家庭雾化小百科

● 药品注射液可以直接用于雾化治疗吗？

答 一般情况下不可以。

雾化治疗可以将药物转化为细密的"气雾"，通过口鼻直接送达气道和肺部。这样做给药更集中，起效更快，还能减少药物的使用量，降低全身不良反应[1,4]。

而我们静脉输液时用到的注射液，其中的一些成分或理化性质，通常不适合雾化。

（1）注射液中可能含有防腐剂
这些成分通过雾化吸入，可能会剧烈刺激呼吸道，造成咳嗽甚至呼吸困难[5]。

（2）部分注射液的酸碱度不适宜
也可能会灼伤敏感的呼吸道，甚至会引发炎症等[1]。

（3）注射液稀释的浓度过低或过高
可能会影响渗透压，引起气道水肿、充血，或者气道黏膜干燥[1]。

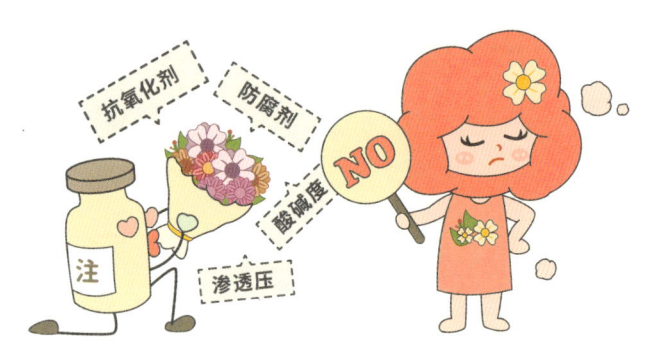

特别是对于患有慢性呼吸系统疾病的人来说，本身气道就长期处于炎症状态，若直接用普通的静脉注射液来雾化，可能会引起强烈的气道痉挛，反而容易加重病情[1]。

像氨溴索就分为静脉注射液和吸入制剂，一般来说，如果说明书上未提到其"可用于雾化吸入治疗"，也就是说该药品雾化吸入的用法用量、配置浓度及疗效、安全性等，尚未经过充足的临床研究验证，不建议用来雾化。

总之，常规的药品注射液一般不建议直接用作雾化治疗，大家还是得认准专门的雾化吸入制剂[5]。

雾化治疗药要稀释吗？

答：不是所有雾化药都需要稀释，具体取决于药物种类、剂型、剂量及医生处方要求。

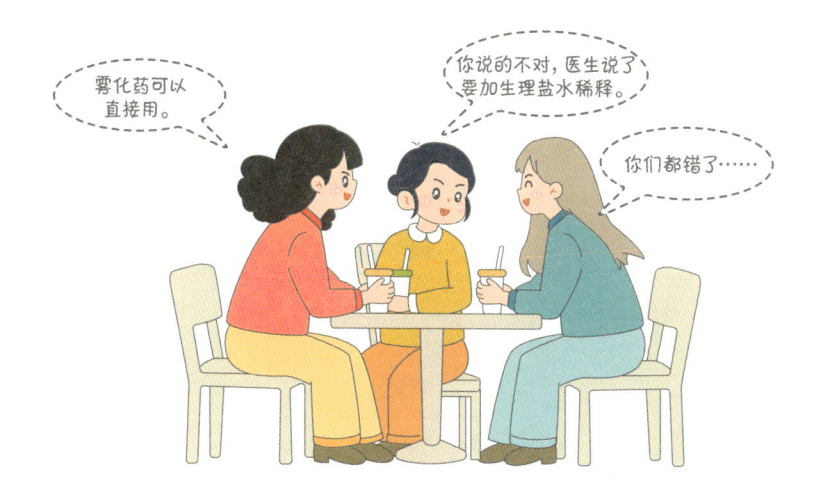

雾化药物稀释主要有两个目的：一是加强药效；二是湿化气道，稀释黏液[6]。

对于专门为雾化设计的药物剂型，通常会有明确的使用说明。比如，吸入用复方异丙托溴铵溶液，说明书中就明确指出了雾化时不需要稀释，而吸入用异丙托溴铵溶液则可以用生理盐水进行稀释。

那怎么稀释合适呢？

通常而言，雾化吸入用药物的合适液量为 4～5 mL[1]。

以布地奈德为例，虽然大多数雾化器适当的药液容量为 2～4 mL，但患者实际吸入的剂量一般为雾化器标示量的 40%～60%，因此为了保证雾化吸入的效果，通常会用生理盐水将其稀释。

但考虑到还有一些联合用药的情况，我们应该严格遵医嘱用药。不可自行稀释药物，避免药物浓度不准确，影响治疗效果。

·**浓度过高**，可能会对呼吸道产生过度刺激，引起呼吸困难等不良反应。

·**浓度过低**，则可能无法达到预期的治疗效果，延误病情。

此外，雾化药物稀释的溶液并非只有生理盐水这一种，还包括无菌注射用水等。

总之，在进行雾化治疗时，要严格按照医生处方和药品说明书使用药物，确保治疗的安全性和有效性，帮助患者早日恢复健康。

中成药可以用于雾化治疗吗？

答 通常不建议用中成药进行雾化治疗[5]。

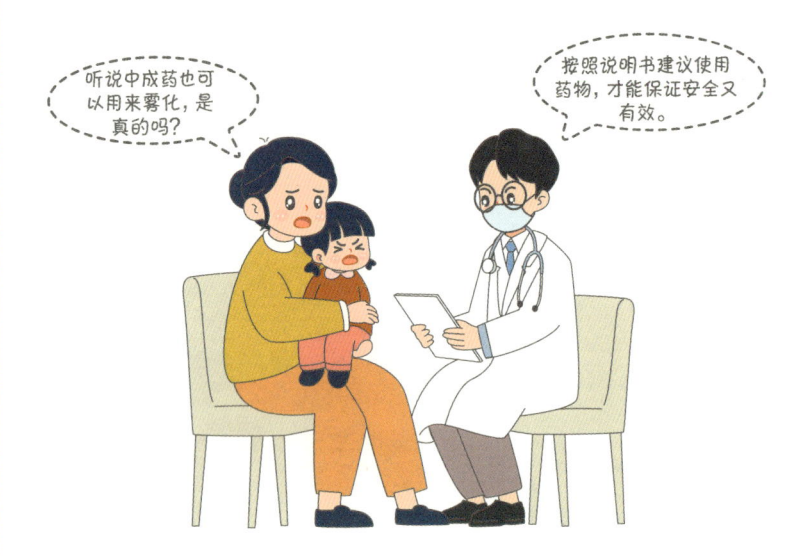

> 听说中成药也可以用来雾化，是真的吗？

> 按照说明书建议使用药物，才能保证安全又有效。

目前，临床上存在将中药注射剂，如鱼腥草注射剂、双黄连注射剂等用于雾化吸入的现象。

但截至 2025 年 1 月，我国还没有专门的中成药吸入制剂获批上市[7]。就现有情况而言，并不建议用中成药来进行雾化治疗。

因为中成药所含的成分较多，若直接用作雾化，一是可能无法达到有效的雾化颗粒要求，二是药物颗粒可能会沉积在肺部，增加感染风险[5]。

不论从治疗的有效性，还是安全性来讲，更推荐大家用经过临床验证的、专门的雾化吸入制剂。

最后，在使用任何药物进行雾化之前，请务必咨询医生或药师，确保治疗安全有效。

只用生理盐水进行雾化治疗有用吗？

答：生理盐水雾化只能缓解症状，并没有药物疗效，不推荐用于疾病。

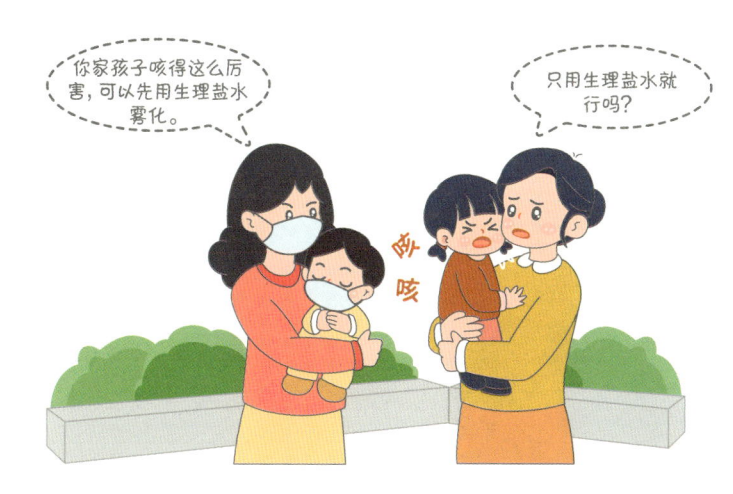

生理盐水，也就是 0.9% 的氯化钠溶液。对于痰液黏稠不易咳出的患者，使用生理盐水雾化可以起到湿润气道、稀释痰液的作用，使得痰液更容易被咳出。

然而，单纯用生理盐水雾化的治疗作用很有限。

如果患者存在呼吸道感染、哮喘、慢阻肺等病症，仅靠生理盐水雾化往往不能达到理想的治疗效果。

这时候通常需要根据具体病情加入相应的雾化药物进行综合治疗，以达到抗炎、平喘、祛痰的目的 [1,5]。

此外，在进行生理盐水雾化时，也需要注意：

> 雾化设备要合格，清洁卫生避污浊。
> 别把盐水自己做，正规药店医院得。
> 雾化之前一小时，禁食防吐记心窝。
> 出现不适赶紧停，医生指导要记牢。

* 常见疾病雾化方案详见附表 1：家庭雾化用药手册（儿童篇）。

单药雾化治疗和多药雾化治疗有什么不同？

答：根据使用吸入制剂的种类，可分为单药雾化和多药雾化。

(1) 单药雾化

在一次雾化治疗中仅使用一种吸入剂。

适用于那些可以通过单一药物成分有效控制病情的患者，成分明确，有助于避免不必要的药物叠加带来的不良反应，并降低潜在的过度用药可能。

(2) 多药雾化

在一次治疗中使用多种吸入剂。

单一成分疗效不佳时，可使用多种药物联合治疗，有利于快速控制病情、改善症状。另外，有些药物之间存在协同作用[5]，多药雾化不仅能提高治疗效果，还有助于减少单一药物的剂量，从而降低潜在的不良反应。

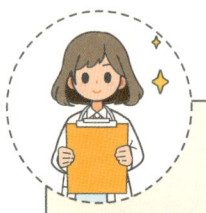

	雾化联合方案
两联雾化	SABA+SAMA； ICS+SABA(SAMA)； 乙酸半胱氨酸+ICS(SAMA+SABA)
三联雾化	ICS+SABA+SAMA； ICS+SABA+乙酸半胱氨酸； ICS+SAMA+乙酸半胱氨酸
四联雾化	ICS+SABA+SAMA+乙酸半胱氨酸

> [小贴士]
>
> 雾化治疗需注意药物的相容性，像布地奈德就不能与氟替卡松共用。还需注意同类药物或者含有同类药物成分的制剂，沙丁胺醇则不能与特布他林或复方异丙托溴铵放在一起雾化[1]* 哪些雾化药可以相容，哪些雾化药之间不建议混合使用，详见附表2。

● 多药雾化治疗如何安排顺序?

答 一般情况下,多药雾化时可以先使用支气管舒张剂。如无配伍禁忌,亦可混合使用。

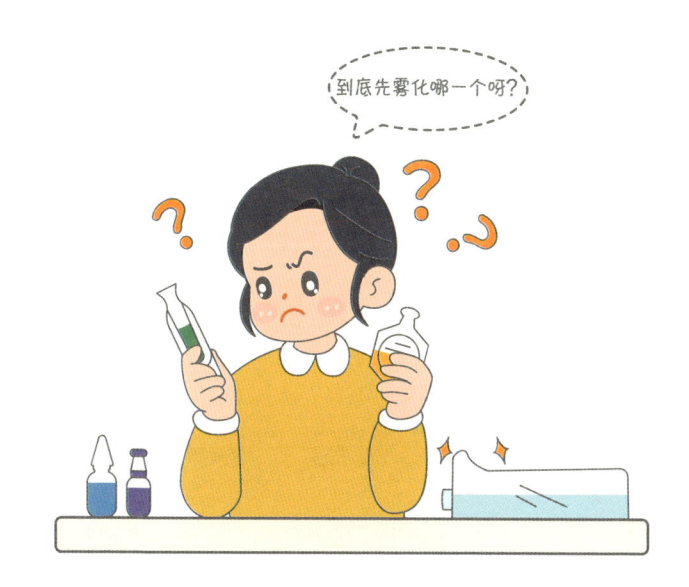

很多人在多药联合雾化时会好奇,两种药可以直接混合在一起雾化吗? 以及用药顺序会影响治疗效果吗?

要是不同药物之间存在相容性,为了省事,是可以混合在一起雾化的。

或者也可以使用支气管舒张剂,间隔一段时间后再使用抗炎、祛痰等其他药物[8]。

有研究表明,先雾化吸入沙丁胺醇溶液,雾化结束 15 分钟后再雾化吸入布地奈德混悬液,在临床疗效和肺功能指标改善方面,明显优于沙丁胺醇与布地奈德同时加入雾化杯中雾化治疗的效果[9]。

* 常用雾化药物配伍禁忌详见附表 2。

```
支气管舒张剂
   ↓
糖皮质激素 → 祛痰药
```

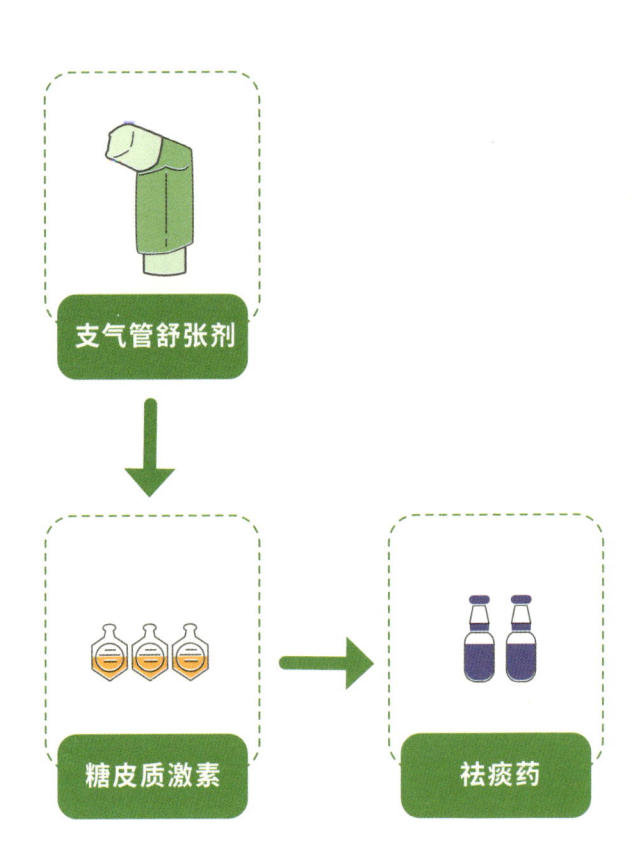

照此顺序给药,可以缓解气道痉挛,帮助气道充分扩张打开,有利于后续药物沉积,增加患者气道内药量,增强其局部抗炎作用,充分发挥疗效。

[小贴士]
用药顺序并不是绝对的,具体需结合病情变化严格遵医嘱进行调整。

连续使用两种药进行雾化治疗，中间需要清洗雾化机吗？

答 连续使用两种药物进行雾化治疗，中间建议清洗雾化机。

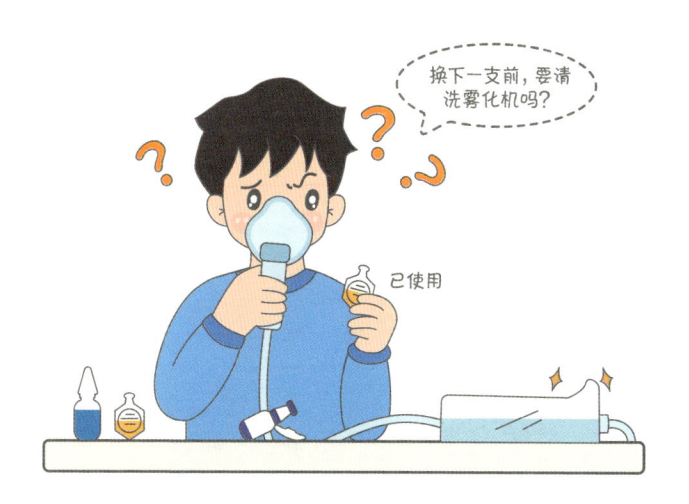

一方面，要考虑药物相容性。

如果两种药物相容，可以直接混合在一起雾化，无须清洗。

但要是没有足够证据证实两／三种药物可以混合在一起使用（如布地奈德与氨溴素的联用稳定性还不充分），一般建议大家分开使用，并在更换药物前清洗雾化器，以免残留的雾化溶液会让后续雾化药的稳定性变差，在呼吸道中结晶、沉淀，或产生不良反应。

*哪些雾化药可以相容，哪些雾化药之间不建议混合使用，详见附表 2。

另一方面，雾化治疗全程，需要避免污染。

每次使用雾化装置时，都可能有微生物附着在雾化装置中，而雾化机内潮湿温暖的环境，很适合致病微生物生长繁殖。

所以，每次雾化治疗结束后，雾化器药杯中未用完的药液应弃去，并且需要彻底清洗雾化装置、干燥保存、专人专用、定期消毒，以避免药物残留和交叉污染。

没开封的雾化治疗药，要放冰箱保存吗？

答： 大多数没开封的雾化药不需要冷藏。

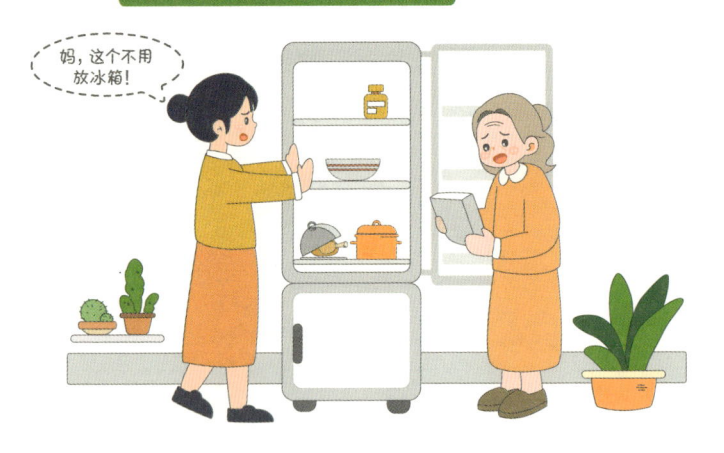

说起保存东西，很多人的第一反应就是放冰箱。但冷藏真的不是"万金油"！

像市面上的大多数雾化药，储存条件都是室温条件下密封避光。

以常用于肺部抗炎的布地奈德混悬液为例，说明书中都会写明：建议 8～30℃下保存，不要冷藏。而常见的祛痰药乙酰半胱氨酸溶液，说明书也明确要求：在室温下密闭保存。

不建议冷藏的主要原因是低温可能会影响雾化药物的理化性质[10]，使得药物结构改变，药效降低，甚至增加不良反应。

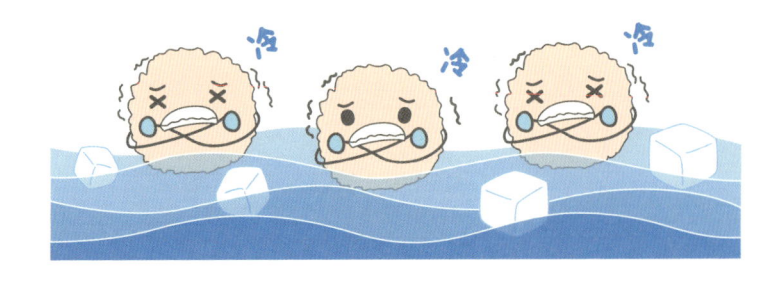

总之，储存雾化用药需要遵循该药品说明书的具体要求，并在每次使用前，确认药品在有效期内，未发生变质现象。

开封但没用完的雾化治疗药,还能用吗?

答: 但凡开封使用过的雾化药物,都不建议重复使用。

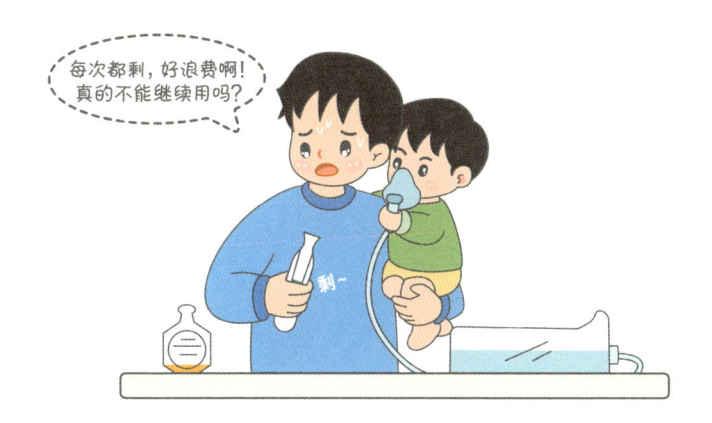

> 每次都剩,好浪费啊!真的不能继续用吗?

为了避免其他成分刺激呼吸道,雾化药物中往往是不含防腐剂的[1]。

一旦药瓶开封后,与外部环境的接触,会加速药品降解;或被细菌侵入,导致微生物超标,影响药品质量和安全性。

像儿童在进行雾化吸入治疗时,用药剂量往往会比成人少,可以优先选择小剂量单独包装的雾化吸入制剂。这样可以保证每次的用药都安全、有效,也能避免浪费。

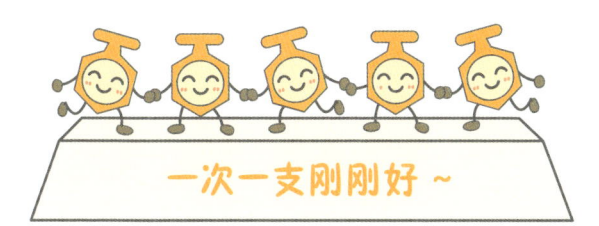

一次一支刚刚好~

雾化治疗时出现不适怎么办？

答：如果在雾化治疗过程中出现不适，先别慌，可以根据具体表现判断可能原因，减少焦虑情绪，并及时咨询医生。

常见不适表现 [1,4]	可能原因分析 [1,4]	处理办法 [1,4]
咳嗽、气道刺激	雾化药物配置不当、药物温度过低，导致气道痉挛	立即停止雾化，降低药物浓度、调整雾化药物温度，必要时更换治疗方案
皮疹、呼吸困难	药物过敏	立即停止雾化，并及时就医，在医生指导下使用抗组胺药物或肾上腺素
胸闷、气短	过度湿化或气道分泌物增多	调整雾化参数，清除气道分泌物，必要时吸痰
头痛、恶心、呕吐	药物不良反应或个体反应	停止雾化，观察症状，必要时就医
口腔干燥、黏膜改变、溃疡、龋齿、牙周炎、味觉障碍等	雾化后未注意口腔护理导致激素滞留或个人卫生习惯	雾化后清洁口腔和面部，加强口腔护理，定期口腔检查
呼吸困难、皮肤及黏膜发紫	血氧饱和度下降（缺氧）、呼吸过度通气	停止雾化，加大氧流量，密切观察，备好急救设施和药物
呼吸骤停	严重过敏反应或气道阻塞	立即心肺复苏，使用呼吸气囊加压给氧，予以肾上腺素等急救药物
哮喘症状加重	雾化药物诱发哮喘	停止雾化，半坐卧位，氧气吸入，保持呼吸道通畅

雾化治疗什么时候停？

答 雾化治疗的疗程取决于病情严重程度和疾病控制情况。

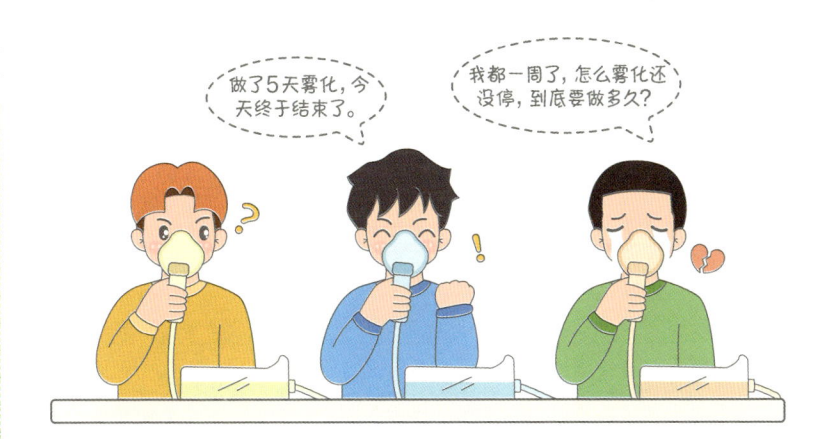

> 做了5天雾化，今天终于结束了。

> 我都一周了，怎么雾化还没停，到底要做多久？

（1）患有急性呼吸道疾病时

如急性支气管炎、肺炎等，一般在症状缓解后，如咳嗽、喘息减轻，医生会根据患者情况慢慢减少雾化治疗的次数，直到停用。

（2）患有慢性呼吸道疾病时

如哮喘、慢性阻塞性肺疾病等往往需要长期治疗和管理，医生会根据患者的肺功能、症状控制情况等调整用药。部分好转的患者可以逐渐减少雾化药物剂量或使用频率，逐渐停止雾化治疗。

> 下一页是常见呼吸道疾病雾化治疗的应用时间，仅供参考，具体停用时间以医嘱为准。

疾病名称	常用药物	疗程
哮喘急性发作	ICS + SABA+ SAMA（必要时使用）	儿童通常维持 7～10 天，成人结合病情具体评估
慢阻肺急性加重	ICS + SABA+ SAMA（必要时使用）	通常 5～7 天
慢性支气管炎	ICS（严重时可联合使用 SABA、SAMA、祛痰药）	10～14 天
咳嗽变异性哮喘	ICS	8 周以上
变应性咳嗽	ICS	4 周以上

ICS：吸入性糖皮质激素　　SABA：短效 β_2 受体激动剂　　SAMA：短效胆碱 M 受体拮抗剂

患者在雾化治疗过程中的自我感受也很重要！

如果觉得症状明显好了很多，呼吸顺畅，没有咳嗽、喘息等不适，也可以向医生反映。由医生综合评估患者的症状、体征以及检查结果来决定是否可以停止雾化治疗。不要自行停药。

当然，即使停止了雾化治疗，大家也不能掉以轻心。对于慢性呼吸道疾病患者，仍然需要继续进行其他的治疗和管理措施，如避免接触过敏原、戒烟、适当运动、定期复查等，以防止病情复发。

*更多呼吸道疾病治疗，详见附表 1：家庭雾化用药手册（儿童篇）。

每次进行雾化治疗都要找医生重新配药吗？

答 具体得看患者自身情况。

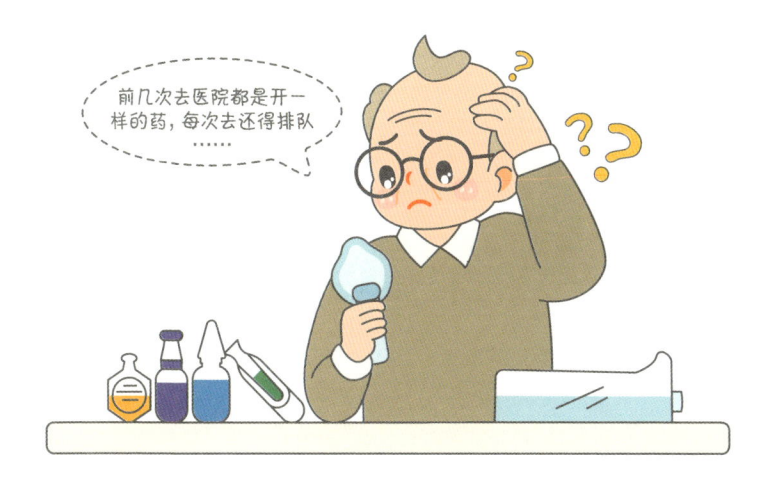

> 前几次去医院都是开一样的药，每次去还得排队……

通常，如果是在医生的指导下进行的长期雾化治疗，且治疗方案没有变化时一般不需要每次就医配药，可以通过线上平台或附近药店便捷获取所需药物，并遵医嘱定期复查。

就像一些患有哮喘、慢阻肺等慢性呼吸道疾病的患者，医生会根据病情给到相对稳定的雾化治疗方案。在这种情况下，患者可以遵医嘱自己在家进行雾化治疗，不用每次都往医院跑（如病情有变化或治疗时感觉不适，建议及时就医）。

不过就算是长期治疗，也需要定期去医院复诊，让医生看看病情有没有变化以及疗效是否理想，便于调整治疗方案。

对于想进行雾化治疗的患者，或者病情还不稳定的患者，那最好雾化前先找医生评估，由医生根据具体病情提出用药建议。

最后要提醒大家，不同的雾化药物有不同的适应证和禁忌证，一定要遵医嘱和药品说明书使用雾化药物。乱用药物，可能会引起不良反应，甚至让病情更严重。

参考文献

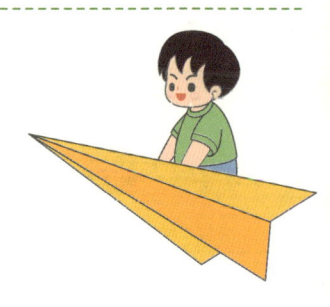

[1] 中华医学会临床药学分会，中国医药教育协会药事管理专业委员会、临床合理用药专业委员会，刘东，张文婷．雾化吸入疗法合理用药专家共识（2024版）[J]．医药导报，2024,43(9):1355-1368.

[2] 周利军，磨国鑫．呼吸系统疾病治疗用雾化吸入抗菌药物的研究进展 [J]．现代药物与临床，2018,33(7):1848-1853.

[3] 中国医药教育协会感染疾病专业委员会，中华医学会呼吸病学分会，中华医学会重症医学分会，等．中国多黏菌素类抗菌药物临床合理应用多学科专家共识 [J]．中华结核和呼吸杂志，2021,44(4):19.

[4] 中华医学会儿科学分会呼吸学组，中华儿科杂志编辑委员会．儿童呼吸系统疾病家庭雾化吸入治疗临床实践指南（2025）[J]．中华儿科杂志，2025,63(1):15-26.

[5] 中华医学会临床药学分会《雾化吸入疗法合理用药专家共识》编写组．雾化吸入疗法合理用药专家共识（2019年版）[J]．医药导报，2019,38(2):135-146.

[6] 陶金好，陆国平．气道湿化治疗 [J]．中华实用儿科临床杂志，2018,33(6):413-415.

[7] Insight数据库，查询时间：2024年11月18日。

[8] 支气管扩张症专家共识撰写协作组，中华医学会呼吸病学分会感染学组．中国成人支气管扩张症诊断与治疗专家共识 [J]．中华结核和呼吸杂志，2021,44(4):311-321.

[9] 王娴．沙丁胺醇、布地奈德不同给药顺序雾化吸入治疗儿童哮喘急性发作的研究 [J]．湖北科技学院学报（医学版），2020,34(4):316-319.

[10] 国家药品监督管理局药品审评中心．吸入制剂质量控制研究技术指导原则．发布日期：2007年10月23日。

[11] 国家卫生计生委儿童用药专家委员会，中华医学会儿科学分会呼吸学组，中国医师协会儿科医师分会儿童呼吸专业委员会，等．儿童喘息性疾病合理用药指南 [J]．中华实用儿科临床杂志，2018,33(19):1460-1472.

[12] 中华医学会，中华医学会杂志社，中华医学会全科医学分会，等．中国咳嗽基层诊疗与管理指南（2024年）[J]．中华全科医师杂志，2024,23(8):793-812.

[13] 中华医学会呼吸病学分会《雾化吸入疗法在呼吸疾病中的应用专家共识》制定专家组．雾化吸入疗法在呼吸疾病中的应用专家共识 [J]．中华医学杂志，2016,96(34):2696-2708.

4

在家进行雾化治疗，这些你需要知道

家庭雾化小百科

在家进行雾化治疗，效果跟在医院一样吗？

答：选择合适的设备并正确掌握操作方法，在家做雾化也可以达到较好的治疗效果。

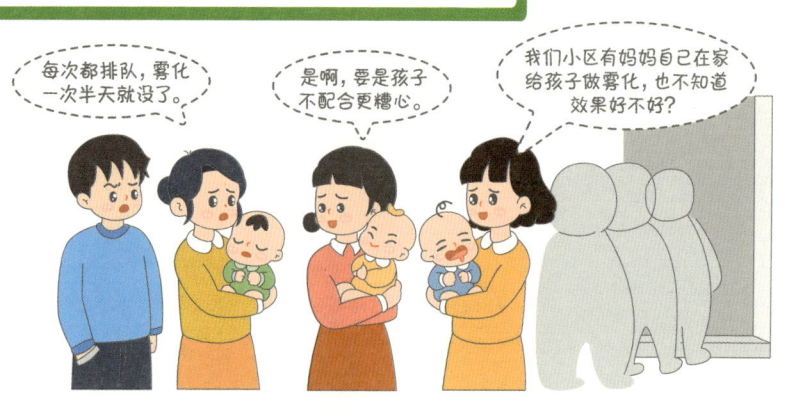

> 每次都排队，雾化一次半天就没了。
> 是啊，要是孩子不配合更糟心。
> 我们小区有妈妈自己在家给孩子做雾化，也不知道效果好不好？

雾化治疗的效果并不取决于场所，主要和雾化设备及操作手法相关。

设备方面，医院通常会使用专业医用雾化设备，而家庭雾化机鱼龙混杂，容易存在质量、参数不一的情况，如果没选好家用雾化机，治疗效果可能会打折扣。

操作方面，在医院有医护人员指导。而在家做雾化可能会因为患者自身操作不规范，影响治疗效果。

不过，居家雾化治疗也有一些医院没有的优势[1,2]：

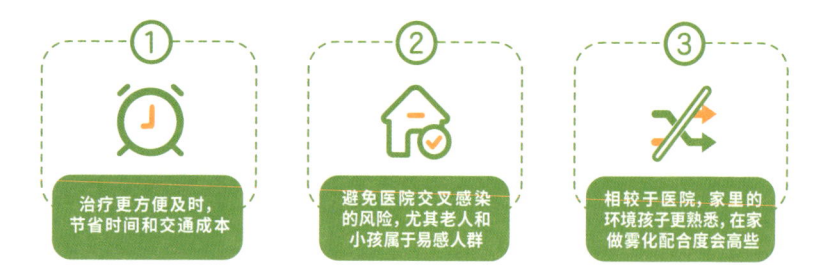

① 治疗更方便及时，节省时间和交通成本

② 避免医院交叉感染的风险，尤其老人和小孩属于易感人群

③ 相较于医院，家里的环境孩子更熟悉，在家做雾化配合度会高些

无论是急性发作时对于咳、痰、喘等症状的及时缓解，还是慢性呼吸道疾病的长期治疗，从综合治疗效果和患者感受来看，在家做雾化都是一个不错的选择。如果病情没有改善或加重的话，尽快来医院进行评估。

> **!** 从未进行过雾化疗法的患者，建议先在医生或相关专业人士指导下进行雾化治疗。了解雾化正确操作方法后，居家雾化治疗会更得心应手。

第四章 在家进行雾化治疗，这些你需要知道

● 有必要买家用雾化机吗？

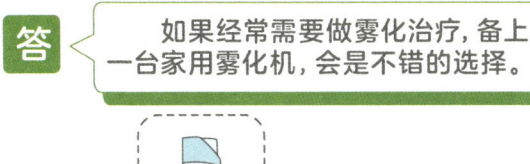

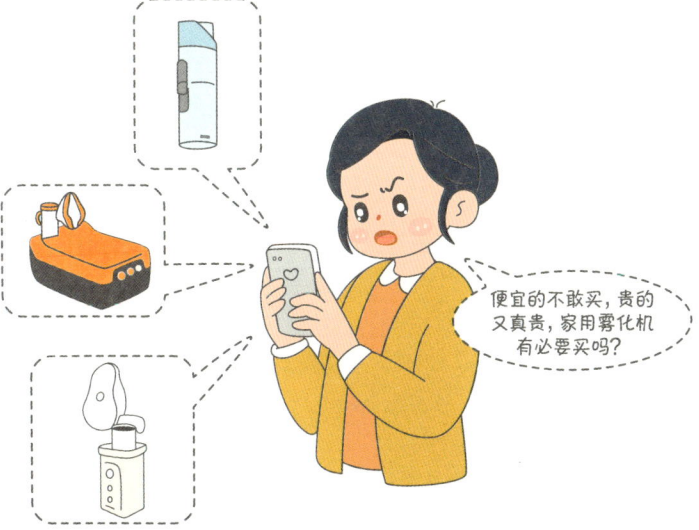

答：如果经常需要做雾化治疗，备上一台家用雾化机，会是不错的选择。

便宜的不敢买，贵的又真贵，家用雾化机有必要买吗？

像哮喘、慢阻肺、支气管扩张等慢性呼吸道疾病，往往需要长期的控制治疗，有台家用雾化机好处还是比较多的。

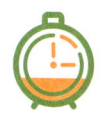

（1）避免频繁往返医院

节省时间和经济成本，更加方便快捷。

（2）及时稳定病情

当患者出现哮喘急性发作或者咳嗽在夜间加剧等突发情况，家用雾化机可以用于应急，避免病情进一步恶化。

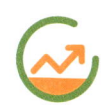

（3）提高治疗的依从性

部分孩子对医院环境有恐惧情绪，在家做雾化可减少心理压力[1,2]。

/45

另外，对于孩子和老人而言，感冒实在是难免的事。不少人也出现过感冒好了，咳嗽还是反反复复不见好的情况，叫人看着格外揪心。这就是典型的"感染后咳嗽"，往往会持续 3～8 周[3]，影响正常的生活和睡眠。

如果家里有台雾化机，也可以及时缓解咳、痰、喘等轻症，让身体舒服些。

不过市面上的家用雾化机参差不齐，有的动辄上千元，有的却只要一两百元。质量不好也是会影响治疗效果的。大家在挑选时一定要记住"选对不选贵，核心是参数"。

* 家用雾化机挑选指南，详见本章第 4 节。

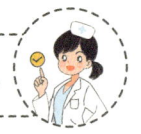

目前有些医院也提供了租赁雾化机的服务，对于想在家做雾化治疗但对家用雾化机挑选仍有疑虑，或者只是需要短期雾化治疗的人，不失为一种选择。

总之，有没有必要买家用雾化机，还是取决于患者自身情况（是否需要长期雾化治疗、是否掌握正确的雾化操作手法、是否方便去医院以及经济情况等）。

第四章 在家进行雾化治疗，这些你需要知道

● 哪些情况可以考虑居家雾化治疗？

答 居家雾化吸入治疗不仅适用于急性发作时的应急处理，也常用于慢性呼吸道疾病稳定期或缓解期的控制管理。另外，在家做雾化对于小孩、老人等特殊群体也更友好。

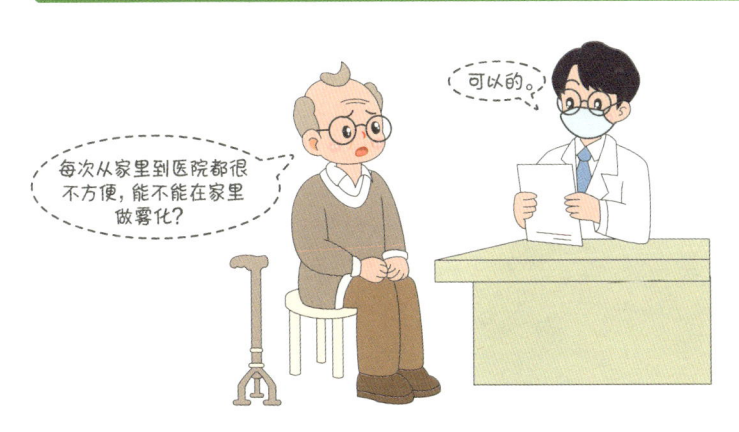

支气管哮喘 [1,2]	若医生评估过肺功能正常，病情稳定期可在家用吸入性糖皮质激素控制治疗
	急性加重时，可在医生指导下先在家做雾化治疗，缓解气喘、呼吸困难等症状，防止其进展为重度甚至危及生命，并及时就医
支气管炎 [1,2]	当患者没有明显的呼吸困难等情况，经医师评估需要做雾化治疗，可在家做雾化缓解咳嗽、咳痰等轻症
肺炎	如果患儿经医师评估需做雾化治疗，遵医嘱居家雾化，熟悉环境下提高孩子治疗配合度。老人也是肺炎高发人群，若行动不便，在家做雾化不仅方便，还能减少医院交叉感染的风险
慢性阻塞性肺疾病 [2]	稳定期患者可在家用吸入性糖皮质激素雾化，控制病情，提高生活质量
	若出现急性加重，可在医生指导下联合使用支气管舒张剂和祛痰药，来改善胸闷、咳嗽加剧、痰量增加等情况
急性喉炎 [4]	在医生指导下在家做雾化，缓解喉头水肿，防止呼吸困难进一步加重，并及时就医
感染后咳嗽 [3]	很多人感冒好了后，咳嗽往往还会持续 3～8 周。如果咳嗽严重，已经影响正常的生活和睡眠，可以考虑在医生指导下居家雾化，来缓解咳嗽

* 更多可以考虑在家雾化的情况，详见附表 1：家庭雾化用药手册。是否适合在家做雾化，需由医生综合评估病情和患者情况。

/47

家庭雾化小百科

● 家用雾化机怎么选？

答 目前主流的雾化器有压缩雾化器和振动筛网雾化器，使用上各有千秋。挑选家用雾化机的核心是参数，记住"三看一听"少踩雷。

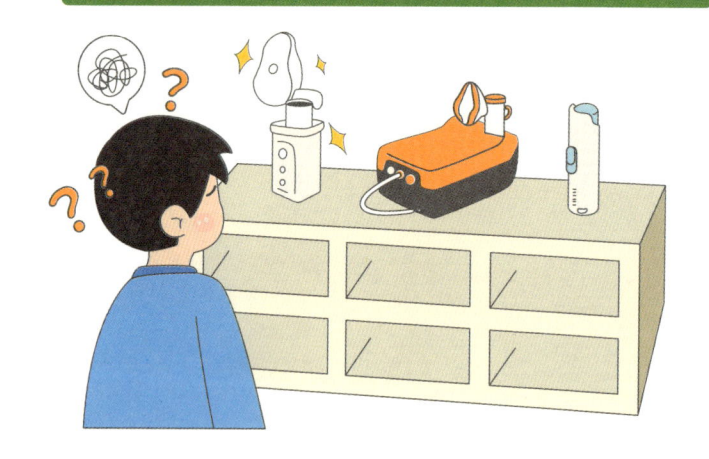

(1) 看雾化颗粒大小：直径 1.0 ～ 5.0 μm 占比越高，效果越好 [1,2]

雾化颗粒直径对疗效至关重要，有统一的医疗行业标准[5]，太大或太小都不行。

①雾化颗粒直径 > 5 μm，药物无法抵达肺部。

②雾化颗粒直径 < 0.5 μm，药物会随呼吸呼出。

③雾化颗粒直径介于 1.0 ～ 5.0 μm，药物才能够有效到达肺部。且 1.0 ～ 5.0 μm 雾化颗粒占比越高，疗效越好。压缩雾化器（也叫射流雾化器）一般要求直径 1.0 ～ 5.0 μm 的颗粒达到 60% 以上（筛网雾化器要求达到 50% 以上）[4]。

(2) 看雾化速率：每分钟 0.1 ～ 0.8 mL，且速率可调节

雾化速率决定吸入肺部的有效药物量，释雾量大能更有效地发挥治疗效果，但药物短时间大量进入也可能导致不良反应。每分钟 0.1 ～ 0.8 mL 的雾化速率，在保证疗效的同时，兼顾了身体耐受性，适合大部分患者。"速率可调节"则方便大家根据使用体感，来选择适合自己的速率。

(3) 看残留药量：残液量 ≤ 1mL

雾化时有药液残留在所难免，要把残留液体量控制在 1 mL 以内，尽可能确保药物的充分利用，发挥理想的治疗效果。

(4) 听噪声大小：整机分贝 ≤ 65 分贝

运行时噪声过大，会给患者带来干扰，尤其儿童可能因为声音不适，抗拒治疗。选择噪声 ≤ 65 分贝的雾化机，有助于提高使用者的配合度。

另外，很多人会纠结选择台式机还是手持式，它们各有特点，大家可以按需选择。

	台式机	手持式
优点	大部分医院会用到的类型，雾化性能稳定，在疗效上更具优势	小巧轻便、易于携带、噪声更小
不足	体积大，需要外接电源，不方便外出使用，噪声也相对高一点	功率相对较小，雾化效率和药物利用率可能不及台式机
适用场景	慢性病患者长期居家管理	居家旅行或紧急情况下使用

这几年雾化设备也一直在迭代优化。市面上出现了一些具备蓝牙通信功能、能帮助记录管理用药情况的雾化器，有助于患者正确规范的管理。

很多手持式的雾化性能也在不断提升。

还出现了比手持式更轻巧、操作更简单的便携式，能满足居家、外出等多种场景，更加灵活和高效。

大家在挑选时，还是得看具体参数。在此基础上，可以根据自身情况选择操作简单、方便清洗、能提供不同吸入模式的雾化机，这样也能带来更好的使用体验。

家庭雾化小百科

● 面罩式和咬嘴式雾化机，哪种更好？

答：一般而言，咬嘴式药物损耗小，疗效更理想。但面罩式使用方便，更适合儿童、老人。

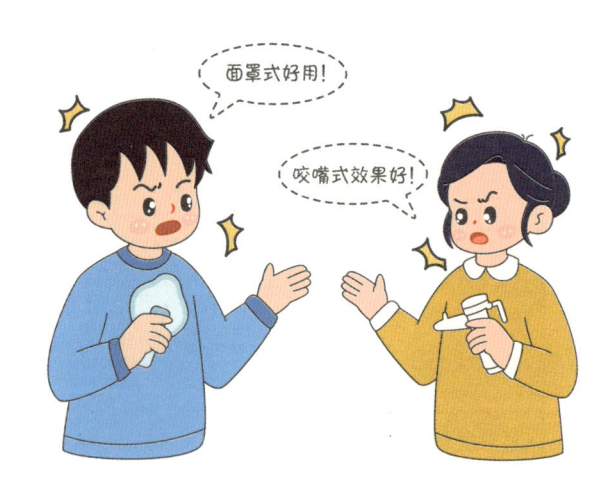

> 面罩式好用！
>
> 咬嘴式效果好！

• **面罩式雾化器：主要通过鼻腔吸入药物，辅以口腔**

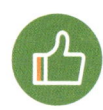

👍 **优点**：使用方便，尤其适用于幼童、老人以及无法配合使用咬嘴式雾化器的患者，能在一定程度上保证药物的吸入量，尽可能保证疗效[2]。（对于合并过敏性鼻炎、腺样体肥大的呼吸道疾病患者，也建议使用面罩式雾化器）

毕竟直接接触口鼻部，面罩的材质也要注意下。尽量选择不含塑化剂的，PP+TPE 医用级硅胶使用更放心。

👎 **不足**：经鼻吸入时气流量小，并且由于鼻腔内生理结构容易造成药物残留在鼻腔中，降低药物使用率。

面罩式雾化器　　　　咬嘴式雾化器

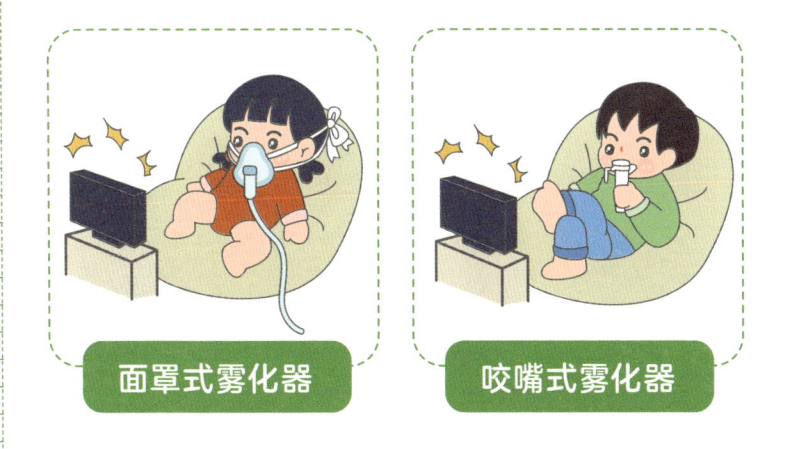

- **咬嘴式雾化器：直接通过口腔吸入**

  👍 **优点：** 相较于面罩式吸入器，药物损耗小，肺内药物沉积多，药物疗效更好。另外，咬嘴式雾化器对面部以及眼部的药物刺激和不良反应也会少一些[2]。

  👎 **不足：** 对于年龄比较小的儿童和老人，可能有一定使用难度。

总之，两种雾化器各有优缺点，哪种更好不能一概而论。选择时应根据患者的年龄、病情、配合程度等因素进行综合考虑。

家庭雾化小百科

● 压缩雾化器和筛网雾化器有什么区别?

答 雾化器根据技术类型,可分为超声波、压缩式、筛网式。超声波因为雾化颗粒大,容易浪费药液,且不适用于对热量敏感的药物,已被市场淘汰。压缩式和筛网式,在使用上各有千秋。

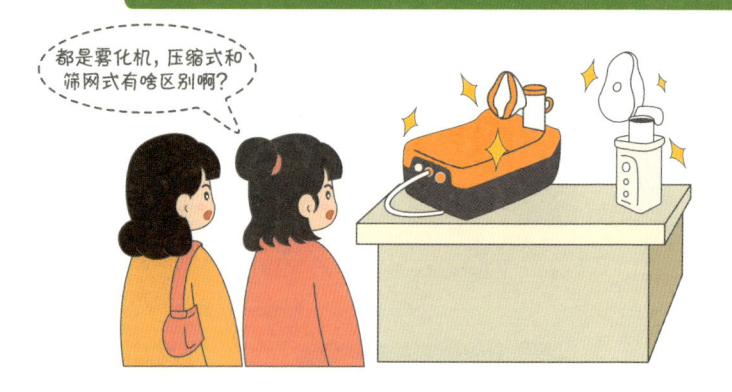

> 都是雾化机,压缩式和筛网式有啥区别啊?

• 压缩式雾化器:最常用,以压缩泵或氧气驱动。

优点是雾化输出量大,药雾微粒小,雾化时间短。一般 3～4 毫升的药液只需要 5～10 分钟[6,7]。

• 筛网式雾化器:通过振动等方式使药液透过网孔进行雾化,便携。

优点是小巧便携重量轻、使用时噪声更小,可倾斜使用。

国内主要使用被动式装置,不能外接延长吸气管,且使用混悬液时网眼容易堵塞,滤网耐久性能较低[6,7],建议按照产品说明书的要求及时更换滤网。目前市场上也有了可替换一次性滤网的网式雾化器,解决了堵塞的问题。

总之,压缩式雾化器和筛网式雾化器,各有优点。挑选家用雾化器时,最重要的还是雾粒直径、喷雾速率、残留药量、运行噪声这些核心参数,它们才是影响家用雾化机性能和疗效的关键。

[小贴士]
雾化器对不同类型药物有不同的兼容性。比如,国内已上市的妥布霉素吸入溶液需使用特定的雾化器[2]。

新的面罩或雾化机使用前应该注意哪些事项?

答 为了确保治疗的安全有效,在拿到新的面罩或雾化机,准备进行雾化治疗前,需要注意 5 点。

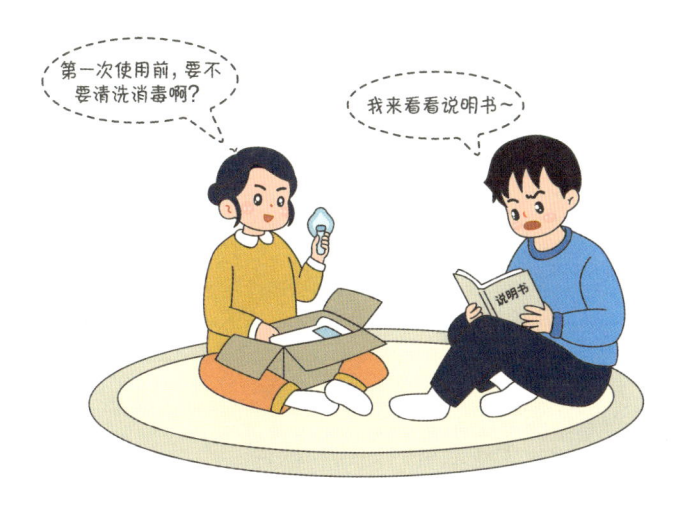

(1) 检查包装和外观

仔细检查新面罩或雾化机的包装是否完整。如果包装有破损、变形或被打开过的迹象,可能意味着产品在运输或存储过程中受到了损坏,应及时联系商家更换。

同时,检查产品的外观,看是否有划痕、裂缝,各个部件连接是否紧密;检查面罩,确保其材质柔软、无异味,边缘光滑,不会对面部皮肤造成伤害。

(2) 阅读说明书

说明书中包含了产品的使用方法、注意事项、维护保养等重要信息,尤其要注意其中关于适用人群、禁忌情况的说明,确保使用者可以使用该产品。如果对说明书中的内容有任何疑问,可以咨询医生或厂家。

(3) 清洁和消毒

在首次使用新的面罩或雾化机之前,应该先洗手,再进行机器的清洁和消毒。

对于面罩,一般可以先用温水或说明书中提到的清洁剂清洁,再用流动的清水冲洗干净,晾干后再使用。注意不要使用刺激性强的清洁剂或消毒剂,以免对面罩材质造成损害。

雾化机可按照说明书的要求进行清洁,一般可用湿布擦拭外壳,对于雾化部件,通常可使用专门的雾化机清洁液进行清洗,保持雾化器管道的干燥、清洁。

(4) 试运行

在正式使用新的雾化机进行治疗前,可以先试运行。将适量的生理盐水加入雾化机中,开启机器。一方面可以观察机器运行是否正常,另一方面还可以避免新的雾化器、管道等管腔内残留异味,引起患者不适[1]。

(5) 准备好药物和配件

提前检查药物说明书,确保药物在有效期内,并且按照处方配药。

同时,仔细阅读说明书确认雾化配件的时效性。部分雾化面罩/咬嘴是一次性的,需用完即扔。非一次性雾化面罩/咬嘴,建议按照说明书和医生建议的时间进行更换,以确保其卫生和有效性。

> [小贴士]
> 若雾化面罩/咬嘴出现破损、变形、老化等情况,应及时更换。

第四章 在家进行雾化治疗，这些你需要知道

● 便携式雾化器：家庭雾化治疗的新选择

答 与传统雾化器相比，便携式雾化器更加小巧便携，操作简单，方便随身携带。

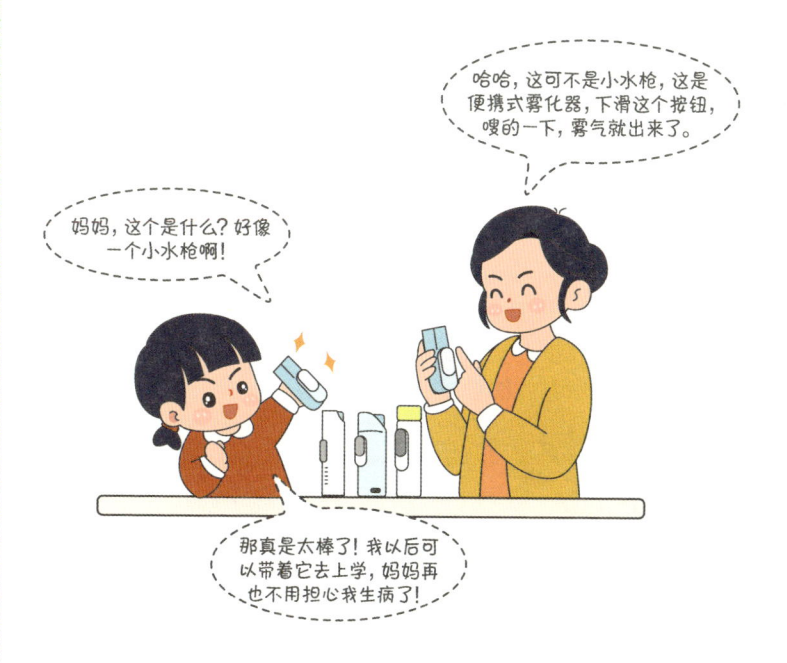

> 妈妈，这个是什么？好像一个小水枪啊！

> 哈哈，这可不是小水枪，这是便携式雾化器，下滑这个按钮，嗖的一下，雾气就出来了。

> 那真是太棒了！我以后可以带着它去上学，妈妈再也不用担心我生病了！

无论是在家中、医院，还是在户外、旅行途中、办公室、学校等，便携式雾化器都可以在日常生活中随时随地发挥缓解和养护作用。

便携式雾化器的操作也很简便，老年人、儿童以及行动不便的患者都能轻松上手，一手掌控，一键出雾，无须复杂操作。

另外，便携式雾化器维护也很简便，只需定期用清水清洗与药液接触的部分，如雾化头，并确保按照说明书正确操作，这样就能保持设备洁净并稳定运行。

参考文献

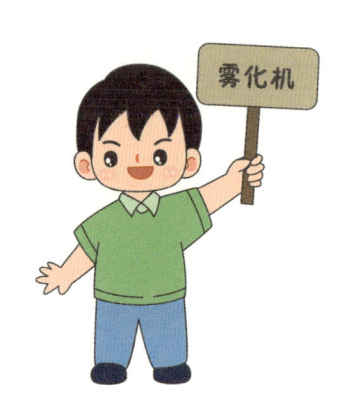

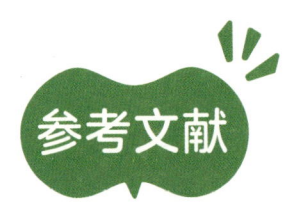

[1] 中华医学会儿科学分会呼吸学组，中华儿科杂志编辑委员会. 儿童呼吸系统疾病家庭雾化吸入治疗临床实践指南 (2025) [J]. 中华儿科杂志, 2025, 63(1): 15-26.

[2] 中华医学会临床药学分会，中国医药教育协会药事管理专业委员会、临床合理用药专业委员会，刘东，张文婷. 雾化吸入疗法合理用药专家共识 (2024 版)[J]. 医药导报, 2024,43(9):1355-1368.

[3] 中华医学会，中华医学会杂志社，中华医学会全科医学分会，等. 中国咳嗽基层诊疗与管理指南（2024 年）[J]. 中华全科医师杂志,2024,23(8): 793-812.

[4] 刘瀚旻，符州，张晓波，等. 儿童呼吸系统疾病雾化治疗合理应用专家共识 [J]. 中华儿科杂志,2022,60(4): 283-290.

[5] 国家药品监督管理局. (2021). 麻醉和呼吸设备雾化系统和组件 YY/T 1743—2021 [S].

[6] 糖皮质激素雾化吸入疗法在儿科应用的专家共识 (2018 年修订版)[J]. 临床儿科杂志, 2018, 36(2):13.

[7] 吴明慧，刘强，滕晓茗. 雾化吸入治疗的研究进展 [J]. 中国临床新医学, 2018, 11(11):5.

5

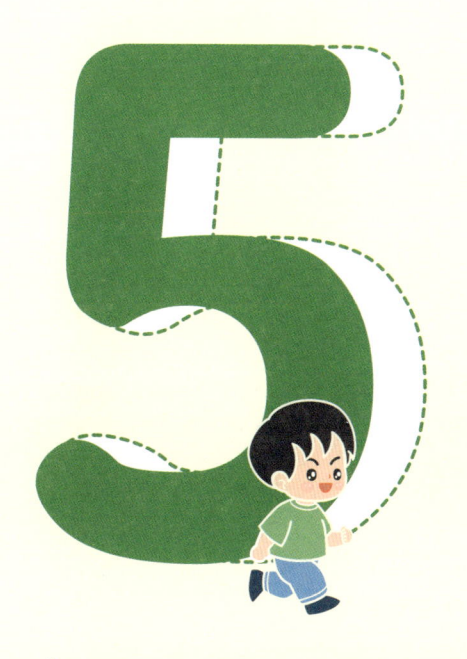

居家雾化治疗三步走

第一步：雾化治疗前准备得做好

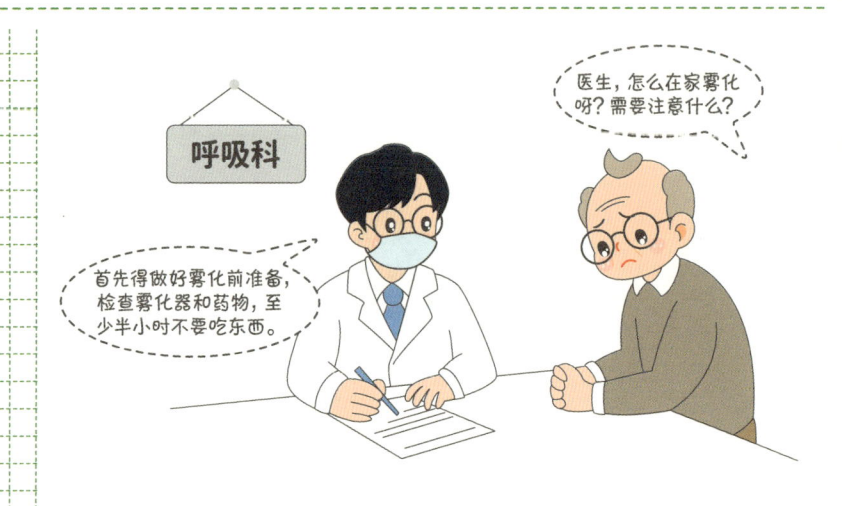

(1) 准备雾化器

在家开始做雾化前，检查雾化吸入设备的所有组件，并按照使用说明正确组装管路、喷雾器及面罩（或咬嘴），因为损坏的组件或装配错误的雾化器可能会削弱雾化器的功能，导致治疗效果下降。

(2) 配置药物 [1-3]

检查药物的名称、剂量、有效期等信息，确保药物正确无误；检查药物有没有沉淀、结块、变色等；痰液过多时，先拍背咳痰，必要时吸痰；遵医嘱和药品说明书，将药物进行稀释或混合（如需稀释，注意稀释比例）；因雾化药不含防腐剂，需现配现用。

(3) 患者准备 [1,2]

雾化前 1 小时不宜进食，以防雾化过程中气流刺激引起呕吐（婴幼儿和儿童，禁食时间可缩短至 30 分钟）；不建议涂抹油性面霜（如凡士林），以免药物吸附在皮肤上；如果有痰液，建议先清痰；在安静、清洁、通风良好、温度适宜的环境中进行雾化。

第二步：雾化治疗操作是关键！

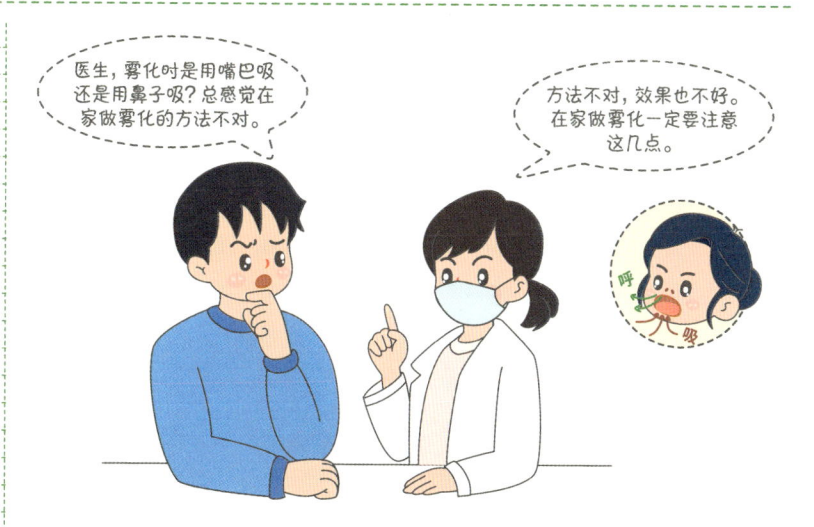

（1）雾化是用嘴巴吸还是用鼻子吸？

有的人误以为需要刻意用力呼吸以增加药物吸入量，但用力呼吸可能导致药物未能深入就被呼出，影响疗效。

正确的呼吸方式是均匀缓慢的深呼吸（嘴吸气，鼻呼气）[4]。因为经口吸气量大，这样可以增加药物在肺内的沉积，更好发挥药物效果（如果使用口含器，需要用嘴将其完全包住）。

（2）雾化的正确姿势是什么？

首选坐位、半坐卧位或侧卧位（卧位时，雾化杯需保持直立状态）。如果是婴幼儿，可以采用抱立[4]，使药液充分达到支气管和肺部。

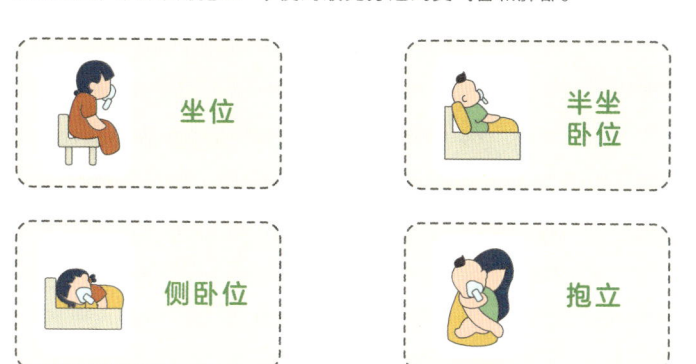

- 坐位
- 半坐卧位
- 侧卧位
- 抱立

(3) 每次雾化多长时间合适？

孩子一般 5～10 分钟比较合适[5]。如果在雾化过程中出现了不适，如呼吸困难、心悸、皮疹等情况，需立即停止雾化，必要时就医。

如果病情没有改善或加重的话尽快到医院进行评估。

(4) 如何把控雾化药物剂量？

通常每次雾化用药量为 3～4 mL，若药物容量不足，可用生理盐水稀释[5]。但是否需要稀释得遵医嘱和药品说明书，避免药物浓度不准确，影响治疗效果。

(5) 孩子不配合怎么办？

对于年龄较小因无法沟通而难以配合治疗的婴幼儿和儿童，可以用雾化面罩在其安静或睡眠状态下进行治疗。

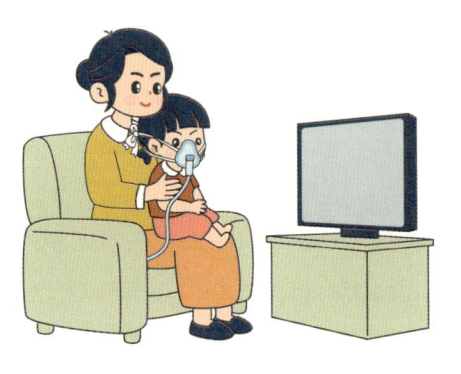

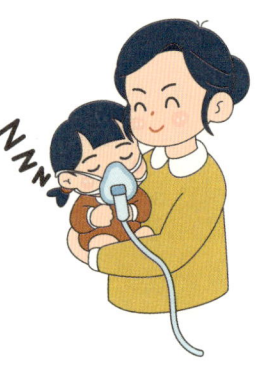

对于哭闹厉害的孩子则可用动画片转移注意力或暂停治疗予以安抚，待其平静后再进行雾化治疗。

因为哭闹情况，患儿可能出现吸气短促，导致药物无法到支气管和肺部，影响疗效[1,2,4,5]。

(6) 宝宝还不会说话，怎么判断自己雾化做得对不对？

可以通过观察宝宝的面色、呼吸情况以及精神状态等来进行判断。

如果宝宝面色正常、呼吸平稳、精神状态良好，那通常说明雾化进行比较顺利；如果发现宝宝出现面色苍白、异常烦躁及呼吸急促等异常情况，应立即停止雾化治疗。

第三步：雾化清洁别忽视！

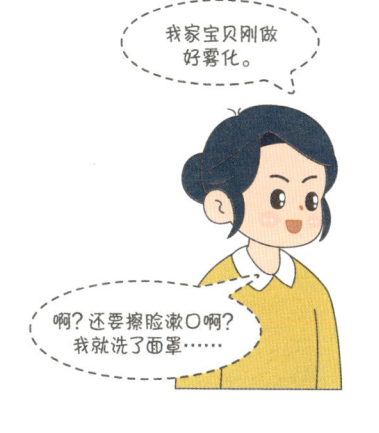

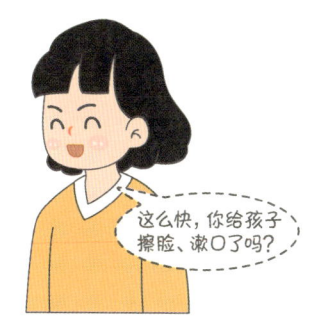

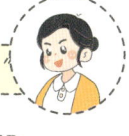

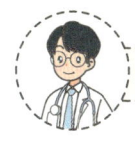

"雾化结束了就大功告成了？"

"不是的，雾化后的清洁工作也很重要！"

(1) 患者清洁和排痰

①及时清洁口鼻和面部

雾化结束后，应及时洗脸或用湿毛巾擦干净嘴巴和鼻子处的雾珠，以防残留雾滴刺激口鼻处的皮肤引起皮肤过敏，婴幼儿面部皮肤薄，血管丰富，残留药液更易被吸收，需要及时清理[1-3]。

②及时漱口

特别是在使用激素类药物进行雾化治疗后，及时漱口，适量喂水非常重要，可以减少咽部不适及药物在口腔中的残留，降低真菌感染率。对于不会漱口的婴幼儿，可以用棉签蘸取生理盐水擦拭口腔[1,3]。

③咳嗽排痰

对于婴幼儿，爸妈可以通过轻叩背部，来帮助小朋友顺利地把痰咳出来[3]（如在治疗时咳嗽会影响疗效，需立即停止雾化进行排痰，待痰液清除后再进行雾化）。

（2）设备清洁和保养

不正确的清洗、维护和消毒程序都可能导致雾化器的性能改变，需要定期清洁和消毒雾化装置，来保证理想的治疗效果。

建议首次使用时、每次使用后、长期未使用时都对雾化设备进行清洗和保养。

清洗：用温水或中性洗涤剂清洗药液杯组件、面罩、吸嘴；用温水或中性洗涤剂润湿的软布擦拭本体和送气管；在流水下冲洗吸水管。

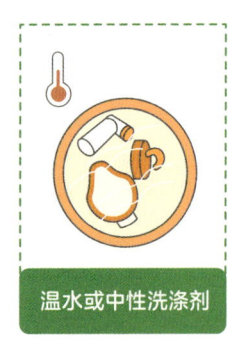

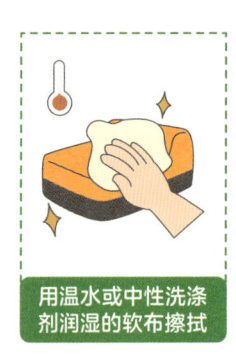

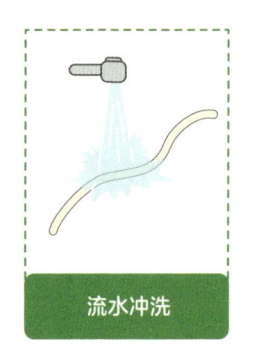

|温水或中性洗涤剂|用温水或中性洗涤剂润湿的软布擦拭|流水冲洗|

消毒：并不是所有配件都耐高温，根据产品说明书，对于耐高温部件进行高温消毒；不耐高温部件，可用乙醇或者专用消毒液进行消毒。

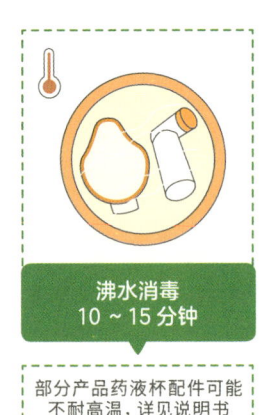

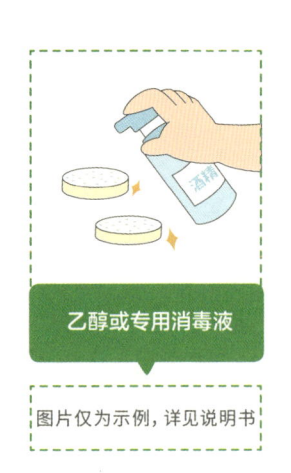

沸水消毒 10~15分钟
部分产品药液杯配件可能不耐高温，详见说明书

乙醇或专用消毒液
图片仅为示例，详见说明书

存放：自然晾干后，用单独袋子密封保存。

参考文献

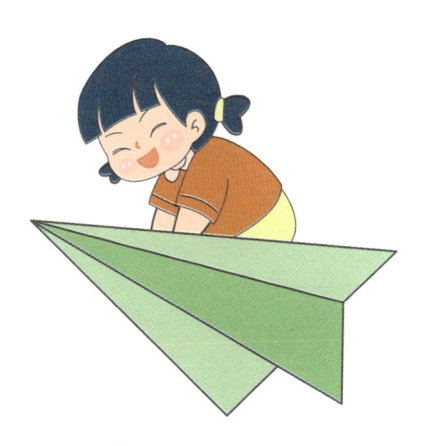

[1] 中华医学会儿科学分会呼吸学组，中华儿科杂志编辑委员会. 儿童呼吸系统疾病家庭雾化吸入治疗临床实践指南 (2025) [J]. 中华儿科杂志, 2025, 63(1): 15-26.

[2] 中华医学会临床药学分会《雾化吸入疗法合理用药专家共识》编写组. 雾化吸入疗法合理用药专家共识 (2019 年版)[J]. 医药导报,2019,38(2):135-146.

[3] 殷勇. 家庭雾化吸入治疗注意事项 [J]. 中国实用儿科杂志, 2016, 31(12):3.

[4] 中华医学会临床药学分会,中国医药教育协会药事管理专业委员会、临床合理用药专业委员会,刘东,张文婷. 雾化吸入疗法合理用药专家共识 (2024 版)[J]. 医药导报,2024,43(9):1355-1368.

[5] 刘瀚旻，符州，张晓波，等. 儿童呼吸系统疾病雾化治疗合理应用专家共识 [J]. 中华儿科杂志 ,2022,60(4): 283-290.

6

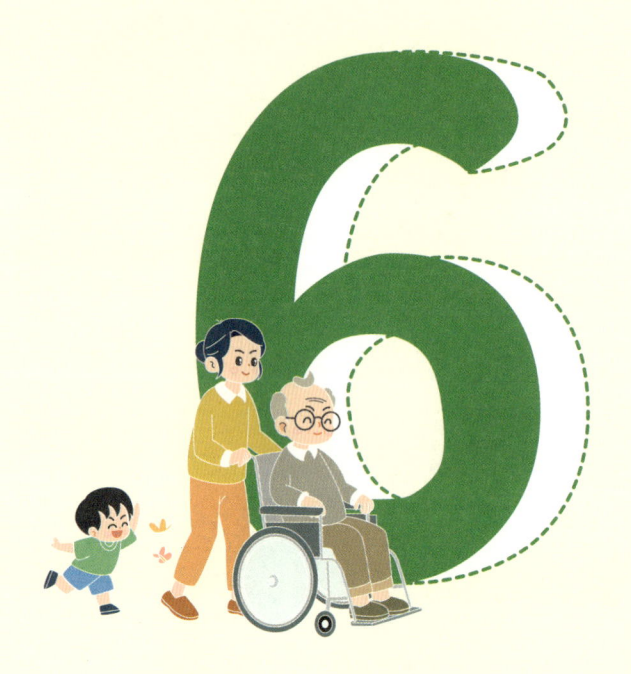

重点人群护理关怀

宝宝才1岁，可以做雾化治疗吗？

答：雾化吸入疗法本身并没有绝对的年龄限制，不过雾化药物会有其对应的适用年龄。

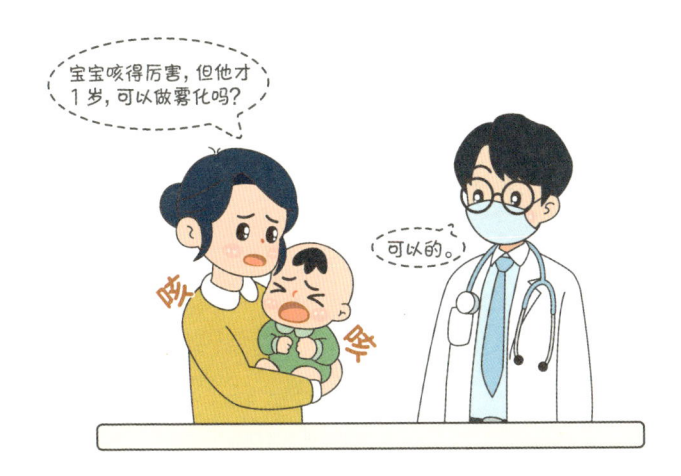

> 宝宝咳得厉害，但他才1岁，可以做雾化吗？

> 可以的。

与吃药、打针等给药方式相比，雾化吸入能让药物直接作用于呼吸道，起效快、全身不良反应少[1,2]，相对安全，且有效，是一种适合全年龄段的给药方式。

而且，雾化吸入没有口服药的苦涩、难吞咽，也不会有针头扎进皮肤的痛感，孩子的接受度更高，目前已成为儿童（尤其是学龄前儿童）呼吸系统疾病治疗的主要手段之一。

需要注意的是，虽然雾化治疗本身没有年龄限制，但雾化药物本身会有其适用的年龄范围。像吸入用的布地奈德和盐酸氨溴索，1岁宝宝一般就可以用了。

而倍氯米松、乙酰半胱氨酸等药物一般不会用于1岁左右的宝宝。如病情需要，需严格在医生指导下方可使用。

此外，即便在可使用的年龄范围内，用药时通常还需要结合宝宝的体重、病情等因素进行综合判断，以便选择合适的药物和剂量进行个体化治疗。

总之，1岁左右的小朋友是可以做雾化的，但具体用药得在医护人员指导下进行。

> [小贴士]
> 详见附表4：常用雾化药物适用年龄。

家庭雾化小百科

● 哪些情况可以给孩子做雾化治疗？

答 孩子能不能做雾化，得看具体病情。

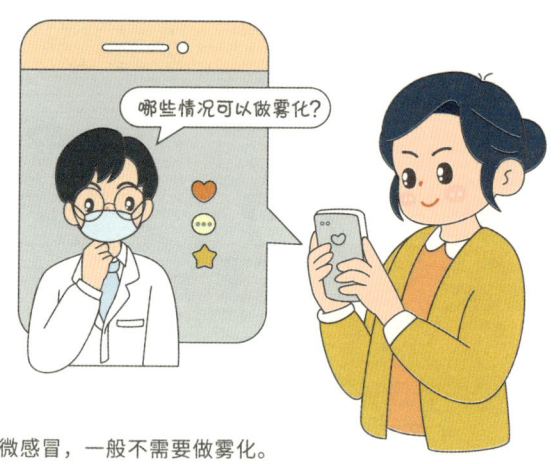

如果孩子只是轻微感冒，一般不需要做雾化。

如果孩子已经出现咳嗽、咳痰、喘息等轻症，可以考虑雾化治疗来缓解不适。

要是孩子咳得厉害，甚至出现气促、呼吸困难等症状，雾化会是有效的治疗手段。

儿童常见雾化适宜情况 [1,3]	
过敏性气道炎症	支气管哮喘的急性发作期和长期控制、咳嗽变异性哮喘、变应性咳嗽
儿童喘息	反复病毒诱发性喘息、毛细支气管炎、喘息性支气管炎
呼吸道感染性疾病	急性喉气管支气管炎、急性会厌炎、百日咳或类百日咳综合征、肺炎
呼吸道非感染性疾病	支气管肺发育不良
其他	呼吸道感染后咳嗽、闭塞性细支气管炎、支气管扩张症
外科手术相关疾病	气管插管术中、术后，咽喉部手术（包括腺样体切除、扁桃体切除）等

* 更多雾化适宜情况详见附表1：家庭雾化用药手册（儿童篇），遵医嘱治疗。

孩子能经常进行雾化治疗吗？

答：雾化本身是相对安全的一种治疗方式，不用过分担心不良反应。但是否能经常雾化，需结合病情、年龄等多方面因素来综合考虑。

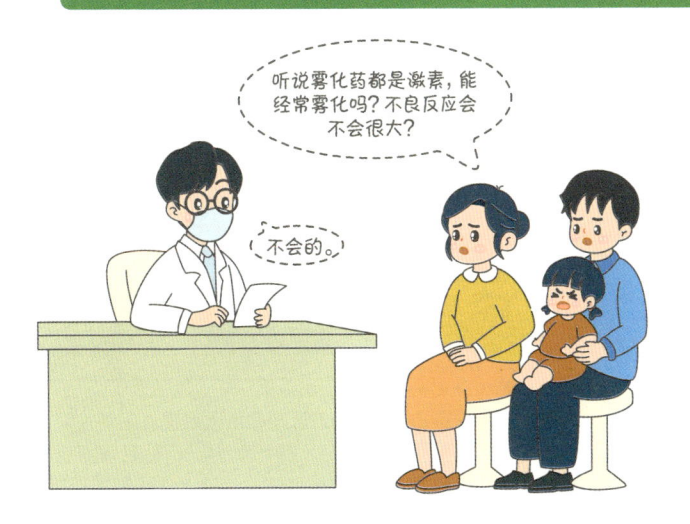

首先，雾化药物并不都是激素药，儿童用的雾化药通常包括糖皮质激素、支气管舒张剂、祛痰药等，激素药仅是雾化用药的其中一类。

正常人每天分泌 15～25mg 皮质激素，应激时甚至可增加到 400mg，而 1 支雾化用糖皮质激素的剂量仅有 1mg 或 0.5mg，不足每天分泌量的 3%。

急性发病期雾化疗法每日所需激素用药量仅有静脉给药的 5%[3,4]。

与此同时，还有人担心经常雾化激素，会让孩子产生依赖性，导致停药后症状加重或者需要加量使用。实际上吸入性糖皮质激素（ICS）是哮喘治疗的核心用药，长期低剂量吸入激素是安全的[3]。对于患有慢性气道炎症性疾病的孩子，通常需要长期规范吸入 ICS，来控制气道炎症，保护肺功能。

研究表明，即使采用 ICS 治疗 7～11 年后，哮喘儿童仍可达到正常的成人身高[5]。像声音嘶哑、咽部不适、抑制生长激素和儿童生长延迟等不良反应[6]，是由长期高剂量激素的不当使用引起的，并不属于依赖性。

虽然哮喘急性发作期的孩子往往会通过大剂量使用 ICS，配合支气管舒张剂，来快速缓解哮喘，但在病情得到控制后，医生就会酌情减低 ICS 剂量[3]。

总之，家长们不必谈激素色变，只要不是长期大剂量应用 ICS，遵医嘱进行雾化治疗是不会有什么不良反应和依赖性的。

家庭雾化小百科

● 爸妈 70 岁了，还可以做雾化治疗吗？

> **答** 雾化吸入疗法本身并没有严格的年龄限制，无论是儿童、成年人还是老年人，在合适的情况下都可以考虑雾化治疗。

> 一到冬天，我爸就喘得厉害，可咋办啊……

> 我爸都 70 多岁了，这么大年纪还能做吗？

> 要不给你爸试试雾化？

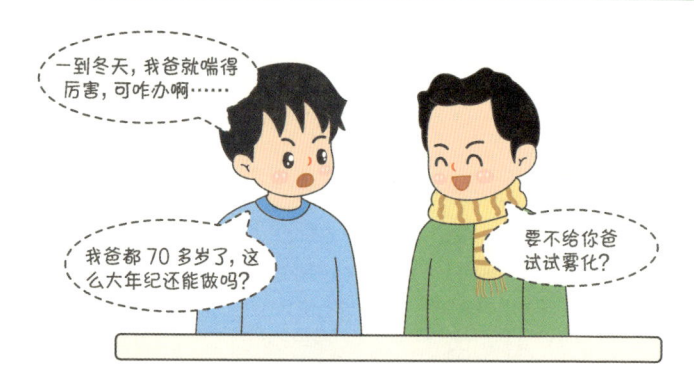

对于 70 岁左右的老人来说，如果患有慢性阻塞性肺疾病（COPD）、哮喘、慢性支气管炎等呼吸道疾病，雾化吸入是一种有效的治疗选择，可以使药物直接作用于病变部位，快速缓解咳嗽、气喘、呼吸困难等症状[1,2]。

而且，人上了年纪后，难免行动不便、免疫力降低，在家做雾化还减少了频繁跑医院的麻烦，降低交叉感染的风险。

不过，家里老人是否可以做雾化，还是得综合考虑老人的身体状况和药物选择等因素，由医生来评估。像哮喘和慢阻肺的急性发作期，剧烈喘息会增加老人吸入气雾剂的难度，雾化可以提供及时有效的急救治疗；而在呼吸道疾病的稳定期，雾化也是很好的控制手段。

*老人常见雾化适应疾病详见附表 2：家庭雾化用药手册（老人篇）。

（1）身体状况

如果老人患有严重的心、肝、肾等重要脏器疾病，或者身体极度虚弱，医生会综合评估老人的身体状况，权衡利弊后决定是否进行雾化。

（2）药物选择

在为老人选择雾化药物时，需根据老人的具体病情、身体状况和药物不良反应等因素进行选择。比如，对于前列腺增生或膀胱颈梗阻的老年患者来说，就需慎用吸入用异丙托溴铵溶液[2]，以免加重排尿困难。

另外，为了确保治疗安全有效，家属可以协助老人进行雾化治疗。

患有心脏病的老年人能不能做雾化治疗？

答 一般情况下，如果患者病情稳定，在医生的评估和指导下，患有心脏病的老年人是可以进行雾化治疗的。

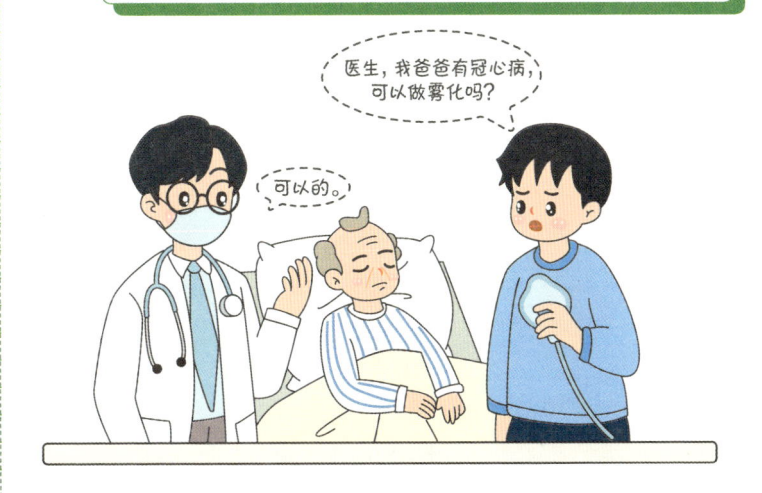

雾化吸入治疗时药物直接作用于靶器官——呼吸道，起效快，全身不良反应少，是慢性阻塞性肺病和支气管哮喘患者的重要治疗措施。对于合并心脏病和呼吸系统疾病的老年人，适宜的雾化治疗有助于缓解其呼吸道症状，改善病情。

但在进行雾化治疗前，一定要由医生对患者的病情、用药情况和整体健康状况进行全面评估。

因为某些雾化药物可能会对心脏产生不良影响，患有心脏病的老年人需谨慎使用。

例如，患有心律失常、冠心病等心脏病的老年患者，雾化吸入 SABA（包括沙丁胺醇和特布他林）时，需要严格掌握"按需吸入"的原则，如果吸入次数过多或剂量过大容易引起心律失常或冠心病症状加重[2]。

对于心率过快或合并心血管疾病的患者则应首选特布他林，相比沙丁胺醇，特布他林的心血管不良事件风险更低[7]。

在雾化治疗过程中，家属应密切观察患者的病情变化。如出现心悸、胸闷、呼吸困难等不适症状或症状加重时，应立即停止雾化治疗，并及时告知医生。

患有糖尿病的老年人能不能做雾化治疗？

答 通常情况下，患有糖尿病的老年人是可以做雾化治疗的。但需提前将患者的病情、目前用药和整体健康状况告知医生，如血糖是否稳定、是否有糖尿病并发症等。

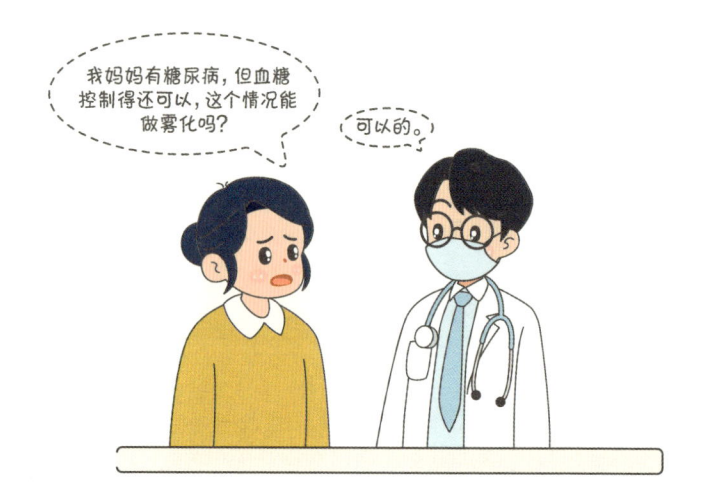

如果糖尿病患者合并有心血管方面的并发症或存在肾功能不全等情况时，会影响雾化药物的选择和剂量应用。医生会根据患者情况，选择合适的雾化药物和治疗方案。

在选择雾化药物时，对于可能影响血糖的药物也要谨慎使用。例如，糖皮质激素、β2 受体激动剂（SABA、LABA）等药物可能会导致血糖升高，血糖波动变大。

雾化时需密切监测患者的血糖变化，如有异常或出现不适症状应及时告知医生[8,9]。

患有高血压的老年人能不能做雾化治疗？

答 一般而言，患有高血压的老年人是可以做雾化治疗的。

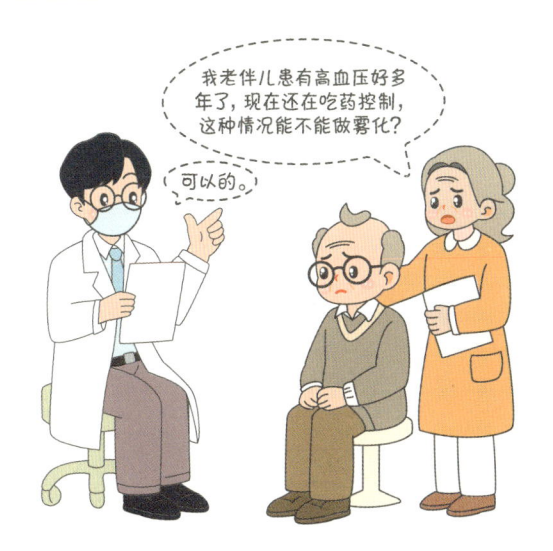

> 我老伴儿患有高血压好多年了，现在还在吃药控制，这种情况能不能做雾化？

> 可以的。

因为大部分雾化吸入药物直接作用于肺部，对血压影响较小。

不过保险起见，建议先由医生对老人目前的用药情况、整体病情和健康状况进行全面评估。

如果老人血压控制良好，没有严重的高血压并发症，如心脑血管疾病、肾功能损害等，那么在医生的指导下进行雾化治疗是相对安全的。

在选择雾化药物时，对于可能导致血压波动的药物需谨慎使用，像沙丁胺醇和特布他林等药物在使用时可能会导致血压升高。

总之，患有高血压的老年人在雾化治疗时，必须遵医嘱用药。治疗期间也要密切监测血压变化，如发现血压异常升高或出现头晕、头痛等不适症状，应立即停止雾化治疗并及时告知医生。

注意：虽然雾化治疗对血压影响通常较小，但由于疾病、药物刺激和患者情绪紧张等因素可能会导致血压波动，如果在雾化治疗过程中，老人感到紧张和焦虑，家属可以适当安抚，尽量保持患者情绪稳定。

● 孕期和哺乳期可以做雾化治疗吗?

答 从理论上说,雾化治疗直接作用于肺部,孕妈妈和新手妈妈同样适用。不过特殊时期用药需谨慎,务必充分告知医生自己的妊娠情况、既往病史和正在使用的药物等,以最大限度保障母婴健康。

对于一些轻度的呼吸道疾病,如普通感冒引起的咳嗽等,孕期和哺乳期可以先通过多休息、多喝水等方法缓解症状。

但如果患者本身有严重的呼吸道疾病,在医生评估下,可以用相对安全的药物进行雾化治疗,减少对胎儿或宝宝的不良影响[2]。

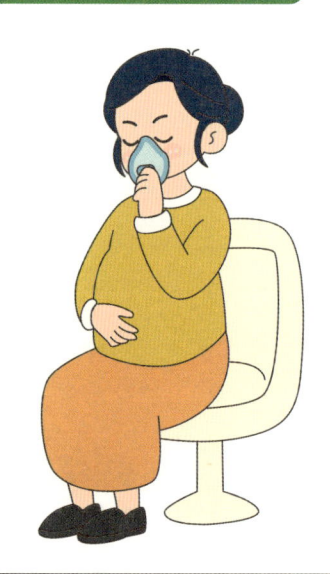

临床上可用于孕期和哺乳期的药物

孕期	布地奈德、乙酰半胱氨酸
哺乳期	安全:布地奈德、沙丁胺醇 相对安全:特布他林、倍氯米松、异丙托溴铵、妥布霉素

* 表格中未列出的药物,表明该阶段用药安全等级尚未得到证实或安全等级较低。

这些药物在医生指导下,以适当剂量使用,通常对胎儿的风险较低。

其中布地奈德的安全等级相比其他药物更高。孕期及哺乳期女性,如需雾化吸入糖皮质激素,建议首选布地奈德。

孕期和哺乳期做雾化治疗，有哪些注意事项？

答 孕期和哺乳期做雾化治疗，需详细告知医生自身情况并密切观察身体反应，严格在医生指导下进行。

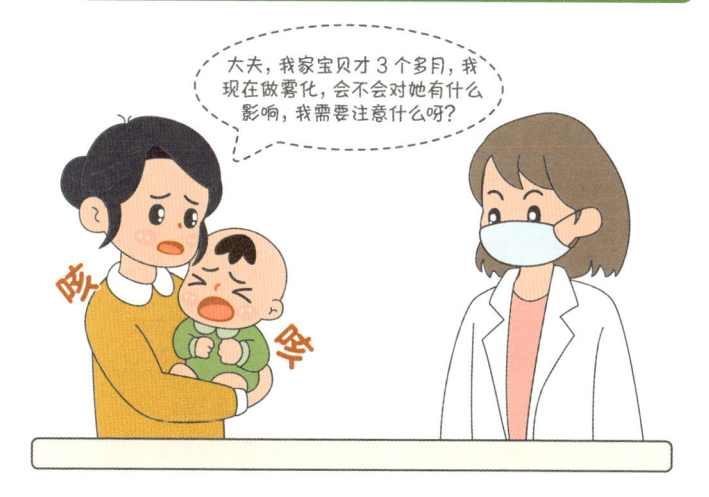

> 大夫，我家宝贝才3个多月，我现在做雾化，会不会对她有什么影响，我需要注意什么呀？

（1）孕期

· 用药前咨询医生

孕期使用任何药物都要先咨询医生，由医生根据孕妇情况，如孕周、病情严重程度等，来判断是否需要进行雾化治疗以及选择合适的药物。

· 告知医生完整病史

包括既往病史、过敏史以及正在服用的药物，以便医生综合考虑，避免药物之间的相互作用，减少不良反应。

· 密切观察身体反应

密切观察孕妇是否出现心悸、呼吸困难加重、胎动异常等情况。如有任何不适，应立即停止雾化治疗并告知医生。

(2) 哺乳期

·用药前咨询医生

医生为哺乳期妈妈选择雾化吸入药物时,会优先考虑那些在乳汁中分泌量少、对宝宝影响小的药物。

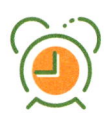

·调整哺乳时间

通常来说,雾化吸入药物对宝宝的影响较小,以布地奈德来说,研究显示,宝宝在母乳中获得的布地奈德每日总剂量约为母亲吸入剂量的 0.3%～1%[2],在合理用药的情况下,对宝宝的影响非常微弱。

但如果实在担心药物对宝宝的影响,妈妈在进行雾化治疗后,可以适当延迟哺乳时间。一般来说,可在雾化后间隔几小时,避开血药浓度最高的时间进行哺乳。

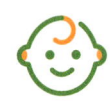

·观察宝宝反应

哺乳后,妈妈应密切观察宝宝的反应,如是否有异常的哭闹、皮疹等情况。如果发现宝宝有任何不适,应及时咨询医生。

> 无论是孕期还是哺乳期都不建议患者自行停药,应在医生评估指导下逐步减量,避免突然停药导致出现意外及病情反弹可能。

每次雾化治疗时间越长越好吗？大人小孩，雾化时长一样吗？

答 雾化治疗并非时间越长越好。

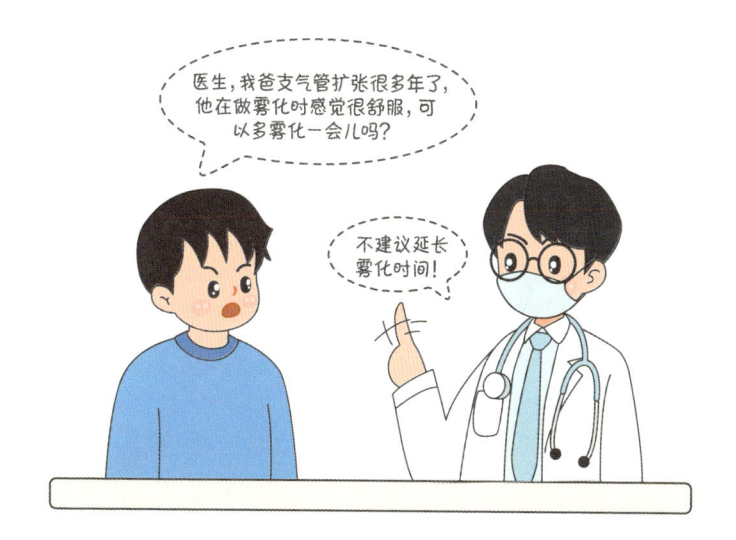

> 医生，我爸支气管扩张很多年了，他在做雾化时感觉很舒服，可以多雾化一会儿吗？

> 不建议延长雾化时间！

一方面，雾化时间过长，可能会加重支气管水肿，使得通气功能更差，甚至出现缺氧等现象；另一方面，随着雾化时间变长，患者可能会感到疲劳、失去耐心，这也会影响雾化治疗效果[10]。

因此，单次雾化吸入时间，成人适宜控制在 20 分钟左右[2]。儿童建议控制在 5～10 分钟，可根据药剂实际体积以及孩子配合度，适当缩短或延长治疗时间[3,11]。有的患儿年龄小、体重轻，所需的药液剂量可能会少一些，可以按说明书要求加一些生理盐水进行稀释[3,11]。

如果在雾化过程中出现剧烈咳嗽或其他不良反应，建议先暂停雾化治疗。

家庭雾化小百科

● 雾化治疗面罩可以一家人共用吗？

答 雾化治疗面罩不建议一家人共用。

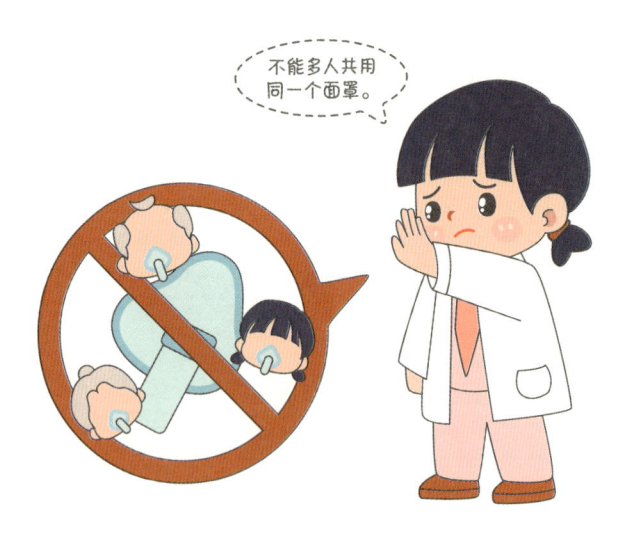

不能多人共用同一个面罩。

如果家中有多位需要做雾化治疗的患者，面罩或咬嘴要做到专人专用。因为共用雾化吸入配件，有可能增加交叉感染的风险。

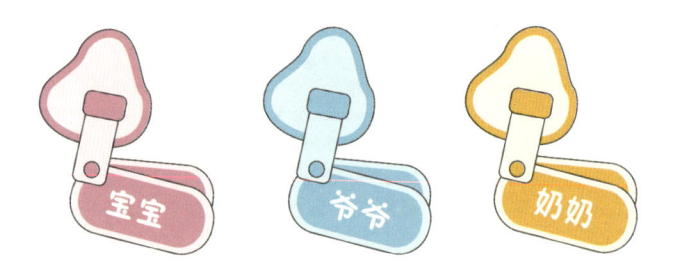

宝宝　爷爷　奶奶

另外，每次使用完雾化面罩或咬嘴，都要做好消毒干燥后装进袋子密封，以免滋生致病菌，随着雾化入肺[1,2]。

哪些情况不建议在家做雾化治疗？

答：在家做雾化治疗时若出现严重咳嗽、呼吸困难、胸痛等不良反应，或治疗一段时间仍不见好转，建议及时就医 [1,2]。

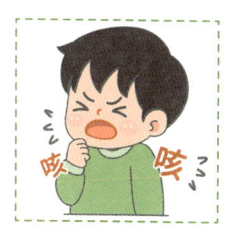

(1) 严重咳嗽导致呼吸困难

如果咳嗽剧烈到导致呼吸困难，这可能表明病情严重，需要立即到医院接受治疗。

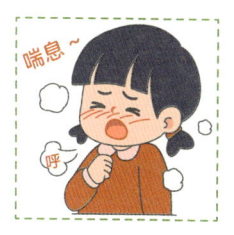

(2) 出现喘息加重、震颤等情况

如果在雾化治疗过程中出现急剧、频繁的咳嗽及喘息加重、震颤、肌肉痉挛等不适症状，应立即停止雾化治疗并到医院就医。

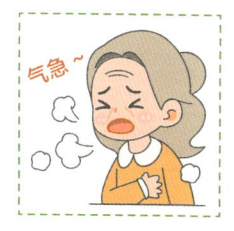

(3) 呼吸急促、感到困倦或突然出现胸痛

雾化治疗期间如果出现呼吸急促、感到困倦或突然出现胸痛等症状，应立即停止治疗，并到医院就医。

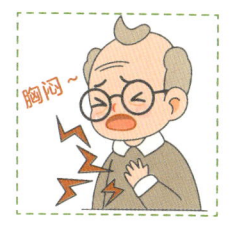

(4) 雾化治疗后症状未见好转

如果雾化治疗几天后症状未见好转，应及时前往医院呼吸科就诊，咨询医生是否需要更改治疗方案。

参考文献

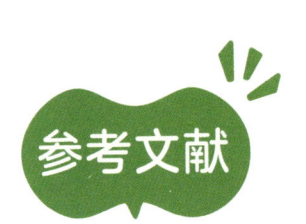

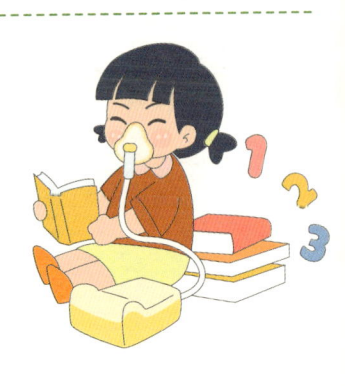

[1] 中华医学会儿科学分会呼吸学组,中华儿科杂志编辑委员会.儿童呼吸系统疾病家庭雾化吸入治疗临床实践指南(2025)[J].中华儿科杂志,2025,63(1):15-26.

[2] 中华医学会临床药学分会,中国医药教育协会药事管理专业委员会、临床合理用药专业委员会,刘东,张文婷.雾化吸入疗法合理用药专家共识(2024版)[J].医药导报,2024,43(9):1355-1368.

[3] 刘瀚旻,符州,张晓波,等.儿童呼吸系统疾病雾化治疗合理应用专家共识[J].中华儿科杂志,2022,60(4):283-290.

[4] 卫生部办公厅关于印发《糖皮质激素类药物临床应用指导原则》的通知[J].中华人民共和国卫生部公报,2011,(3):58.

[5] 申昆玲,邓力,李云珠,等.糖皮质激素雾化吸入疗法在儿科应用的专家共识(2018年修订版)[J].临床儿科杂志,2018,36(2):95-107.

[6] 中国医药教育协会慢性气道疾病专业委员会,中国哮喘联盟.重度哮喘诊断与处理中国专家共识(2024)[J].中华医学杂志,2024,104(20):1759-1789.

[7] 中国医师协会急诊医师分会,中国人民解放军急救医学专业委员会,北京急诊医学学会,中国急诊专业联合体.雾化吸入疗法急诊临床应用专家共识(2018)[J].中国急救医学,2018,38(7):565-574.

[8] 陈贵言,赵婷,胡晓艳,等.应用糖皮质激素的糖尿病患者胰岛素治疗方案探讨[J].中国糖尿病杂志,2017,25(5):407-410.

[9] 国家老年医学中心,中华医学会老年医学分会,中国老年保健协会糖尿病专业委员会,郭立新,肖新华.中国老年糖尿病诊疗指南(2024版)[J].协和医学杂志,2024,15(4):771-800.

[10] 陈志鹏,刘素彦.雾化治疗时间对慢性阻塞性肺疾病病人雾化治疗效果的影响[J].护理研究,2012,26(8):710-711.

[11] 国家儿童医学中心儿科护理联盟小儿呼吸(哮喘)学组,北京护理学会儿科专业委员会.儿科门诊雾化吸入护理实践专家共识[J].中华现代护理杂志,2023,29(22):2941-2946.

7

雾化治疗常见答疑

家庭雾化小百科

● 雾化治疗药物都是激素药吗？雾化治疗比输液危害更大吗？

答 静脉输液相比于其他给药方式风险更高。

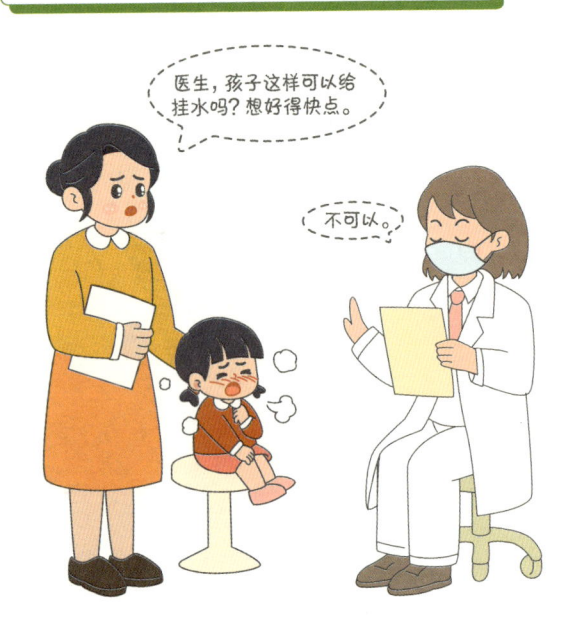

> 医生，孩子这样可以挂水吗？想好得快点。

> 不可以。

生活中很多人觉得输液好得快，看病时会主动要求输液。但你们知道吗？静脉输液属于全身用药，可能出现肺水肿、静脉炎症和过敏等不良反应。事实上，过度依赖输液给药不符合世界卫生组织倡导的"能吃药不打针，能打针不输液"的给药原则[1]。

"如果确实有输液需要，记得输液后要留观半小时，以便发现异常能及时联系医护人员。"

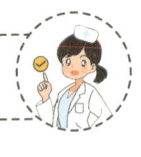

与输液相比，雾化治疗将药液直接雾化成微粒，通过呼吸带入气道和肺部，属于局部用药，起效快、不良反应少[2,3]。特别是当孩子和老人哮喘发作的时候，雾化更是非常重要的治疗方法。

有很多家长担心雾化对孩子不好，会影响生长发育，这真是多虑了。

80/

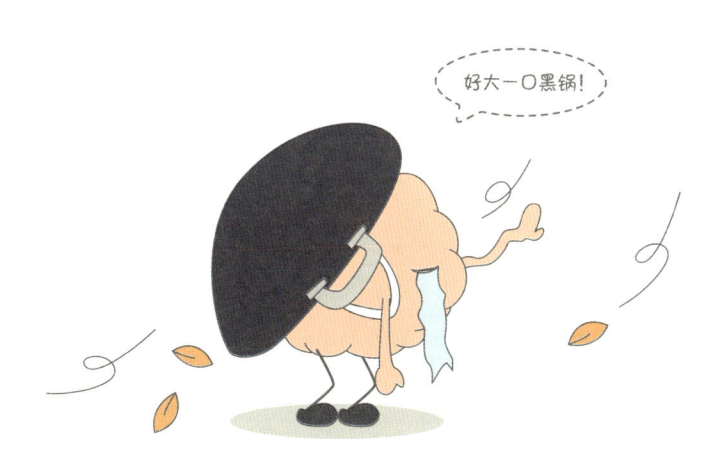

儿童雾化常用药主要有吸入性糖皮质激素(ICS)、支气管舒张剂和祛痰药。其中最令人担心的便是激素。可我们要明白，不能抛开剂量谈毒性。

雾化激素的用药量很少，只有全身用药剂量的 1/20[4]，吸收量就更少了。正规治疗使用，基本不会影响孩子的生长发育和骨骼代谢。研究表明，即使采用 ICS 治疗 7～11 年后，哮喘儿童仍可以达到正常的成人身高[5]。

在儿科呼吸系统疾病的治疗上，糖皮质激素是控制气道炎症最有效的药物，也是目前批准的唯一可用于 ≤4 岁儿童的雾化吸入糖皮质激素[5]。

它的疗效和安全性可是得到了《糖皮质激素雾化吸入疗法在儿科应用的专家共识（2018 年修订版）》和《2017 GINA 哮喘管理和预防全球策略》的双重认可[6]。

所以，大家真的不用谈激素色变。相比于输液等给药方式，雾化风险更低，效果也不错，而且几乎无痛感，孩子更愿意配合。只要在医生指导下正确、合理用药，并不会影响孩子的生长发育，也不用担心会导致药物依赖性。

一咳嗽就做雾化治疗，有必要吗？

答 咳嗽是否需要做雾化，得看引发咳嗽的原因，并结合自身情况和专业人士评估。

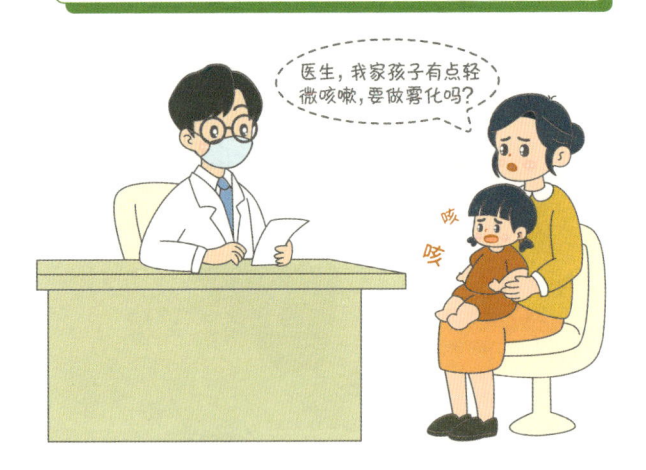

雾化治疗是将药物吸入，直接作用于呼吸道，对缓解咳嗽症状的效果很好。

但大家要明白，咳嗽本身并不是病，而是疾病的常见症状。出现咳嗽，首先要做的不是止咳，而是找出咳嗽的病因。

换言之，引起咳嗽的原因多种多样[7]，治疗方法也不一样。

常见咳嗽原因

(1) 普通感冒、急性喉炎等上呼吸道感染。

(2) 气管炎、支气管炎、肺炎等下呼吸道感染。

(3) 哮喘、慢阻肺等呼吸道疾病。

(4) 过敏、胃食管反流等其他因素。

如果只是轻微感冒，一般不需要做雾化，可以多休息、多喝水。

如果感冒引起的咳嗽、咳痰等症状影响正常的学习、工作和睡眠，可以对症使用一些止咳药物，并在医生指导下采取雾化治疗来缓解不适。

而对于哮喘、慢阻肺、急性喉气管支气管炎、支气管扩张等疾病导致的咳嗽，雾化是一种有效且便捷的治疗手段。

*更多常见雾化适应证，详见附表 1：家庭雾化用药手册（儿童篇）。

雾化治疗后反而咳得更厉害了,为什么?

答 雾化治疗后咳嗽得更厉害,可能是多种原因引起的。建议先排查常见的几种情况,并及时与医生沟通。

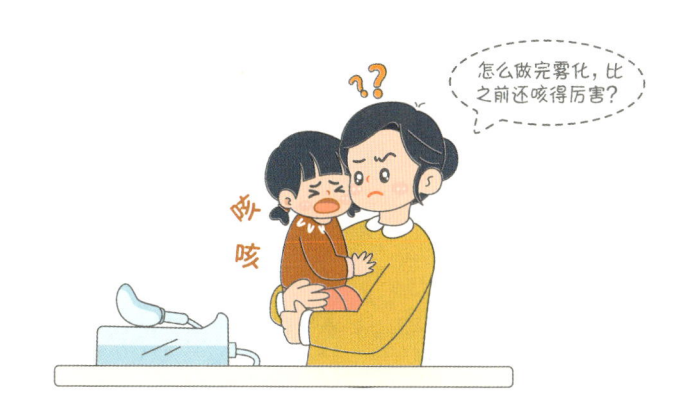

(1) 正常治疗反应

对于呼吸道存在炎症、痰液较多的患者,使用祛痰药物进行雾化治疗时,痰液会被稀释,黏稠度降低[1]。为了将痰液排出体外,患者会出现短时间的咳嗽症状。

这种情况通常会在雾化治疗后逐渐减轻,不用太过担心。

(2) 雾化治疗操作不当

雾化速度过快、雾化时间过长、药液温度过低、药液 pH 不当(如使用不合适的稀释液)、雾化时姿势不当、雾化前 1 小时内进食或面罩存在异味等,也可能会引起患者咳嗽[2,3]。

如果雾化治疗后出现咳嗽加重的情况,可以回想一下雾化操作是否正确,以及检查一下面罩和咬嘴。

(3) 药物不良反应

虽然雾化药物相对安全,但仍有少数人可能会出现一些不良反应,例如异丙托溴铵的常见不良反应就包括咽喉刺激、咳嗽等。

如果在雾化治疗中出现剧烈咳嗽、呼吸困难、皮疹等症状,有可能是药物过敏反应。此时应立即停止雾化治疗,并及时告知医生。

(4) 患者病情

总之,如果持续剧烈咳嗽或有其他症状,可能是药物不良反应或病情原因,需及时就医。

家庭雾化小百科

● 雾化治疗后脸发红怎么办？

答 先不用太惊慌，排查下脸发红的原因。

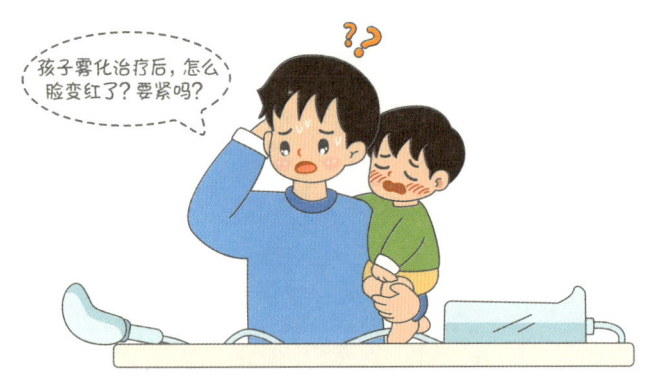

孩子雾化治疗后，怎么脸变红了？要紧吗？

雾化治疗后脸发红的情况，孩子更常见。可能原因有：

- 雾化后没做好清洁、药液刺激孩子皮肤；
- 正在感冒、发烧；
- 雾化时间过长，引发缺氧；
- 对雾化药物过敏；
- ……

要是药物刺激皮肤，则需要帮助孩子做好皮肤清洁。每次雾化治疗结束后，建议使用温水洗脸或用温水浸润的毛巾帮孩子轻柔擦拭脸部，去除残留在脸部的药液。如果担心皮肤干燥，可在洗脸后适当涂抹保湿霜。

如果是发烧导致的，建议配合物理降温或服用退烧药。

如果是雾化过长导致的缺氧，建议给孩子做雾化治疗时控制在 5 分钟左右，根据药剂实际体积以及孩子配合度，适当缩短或延长雾化治疗时间，最好不要超过 10 分钟[8]。

要是考虑药物过敏的话，家长务必及时和医生沟通，明确是否药物过敏并及时处理。

> ！ 油性面霜具有一定吸附性，可能会造成药物被吸附在面部，并经皮肤吸收，所以不要在雾化治疗前涂抹油性面霜（*如果涂了，建议洗去或等待半小时以上再做雾化*）[2,3]。

雾化治疗后多久可以吃东西?

答 雾化治疗后,通常建议等待 10 分钟至半小时再进食。

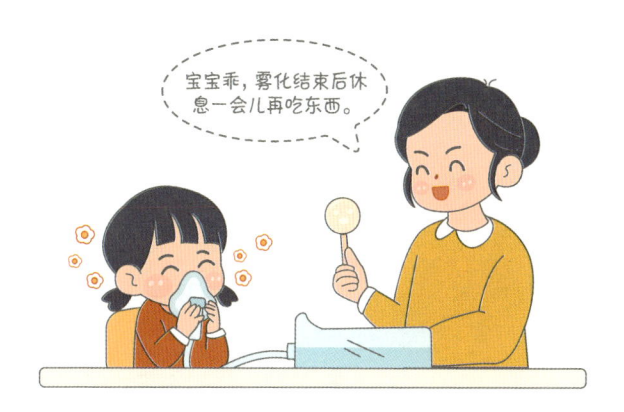

> 宝宝乖,雾化结束后休息一会儿再吃东西。

药物会在呼吸道内形成一层保护膜,帮助缓解炎症、减少分泌物或扩张气道。

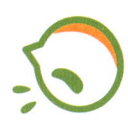

雾化前

如果在雾化治疗前不久进食,**药物可能会刺激喉咙,从而引起恶心甚至呕吐。**

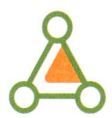

雾化后

如果雾化治疗后没有充分漱口就进食,还可能会让口腔内残余的药液与食物混合,**也可能影响药物的稳定性、吸收或疗效。**

因此,建议雾化治疗后,先做好口腔和面部清洁,约 10 分钟后,等药物吸收稳定再吃东西[8]。

家庭雾化小百科

● 雾化面罩和咬嘴应该多久更换一次？

答 雾化面罩和咬嘴的更换频率应根据产品说明书，结合使用频率、清洁程度和患者自身判断等情况决定。

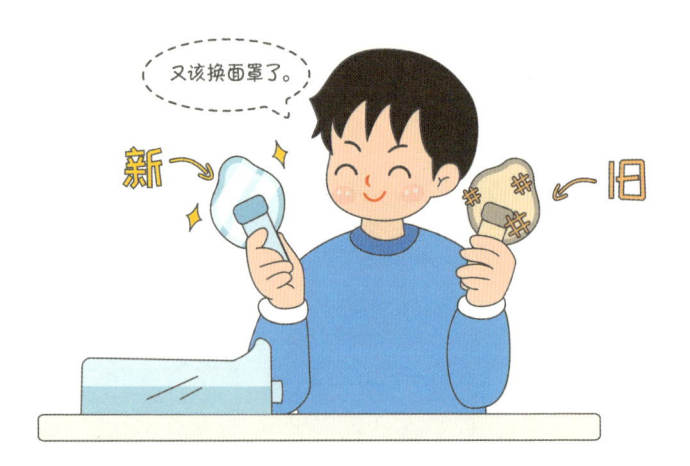

雾化面罩、咬嘴直接与患者的口鼻接触，一个合适的雾化面罩、咬嘴能够提供良好的密封性，使药物充分进入呼吸道和肺部，提高治疗效果。同时，清洁的雾化面罩、咬嘴也能降低感染的风险。

在正常使用情况下，非一次性雾化面罩、咬嘴通常每半个月更换一次。但考虑到不同品牌雾化器的材质和工艺的差异，加上不同患者的使用频率也不相同，建议按照说明书和医生指导进行更换，以确保器材的卫生和有效性。

每次使用后，要及时进行清洁。如果清洁不彻底，面罩、咬嘴上会残留药物和分泌物，容易滋生细菌，需要更频繁地更换面罩、咬嘴。

但如果雾化面罩、咬嘴出现明显的污渍、破损、变形或老化，应立即更换。要是使用过程中感觉有异味、不舒适或者雾化效果不佳，应考虑及时更换。

春夏季雾化治疗和秋冬季雾化治疗，有什么不同？

答 春夏季雾化和秋冬季雾化在本质上没有太大的不同，但由于温度和环境有差别，会有些额外的注意点。

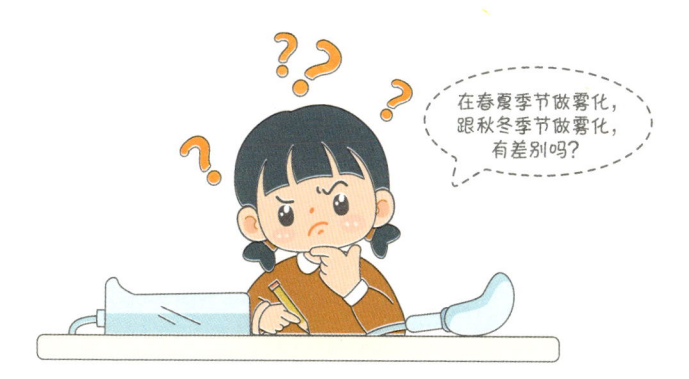

在春夏季节做雾化，跟秋冬季节做雾化，有差别吗？

秋冬季节：

气温较低，空气干燥，呼吸道疾病的发病率往往较高。对于哮喘患者来说，寒冷的空气和病毒感染可能诱发哮喘[9]，应防治病毒感染和注意保暖，并由医生评估哮喘控制情况，来决定是否需要调整雾化治疗方案。慢性阻塞性肺疾病的老人在秋冬也容易出现病情加重，需要通过雾化吸入糖皮质激素、支气管舒张剂、祛痰药等，改善呼吸功能[3]。

春夏季节：

空气中花粉、柳絮等过敏原增多，容易导致过敏性哮喘发作，应注意避免接触过敏原。此时除了常规的支气管舒张剂和糖皮质激素外，如有必要，可能还需要进行抗过敏治疗。但北方一些地区在秋季也会出现花粉过敏高峰期，这时候呼吸道疾病患者同样需要注意。

总之，秋冬季节雾化和春夏季节雾化在疾病特点和治疗重点上存在一定差异。但无论哪个季节，雾化治疗都应在医生指导下进行，根据具体病情选择合适的药物和治疗方案。

* 此章节问题来自患者家庭高频提问，由专业药师收集整理。

家庭雾化小百科

● 网上爆火的自制雾化器靠谱吗？

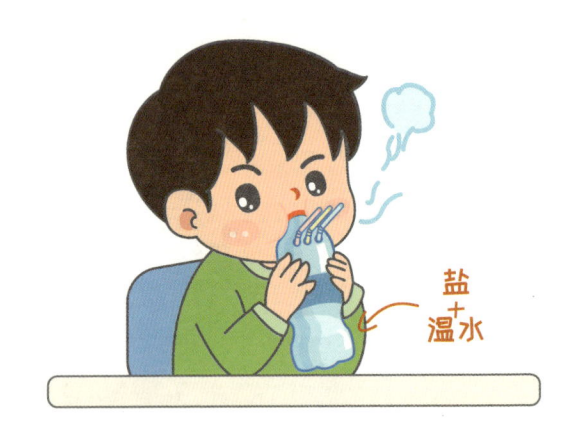

答 不靠谱。

盐+温水

首先，雾化治疗是专业的医疗手段，需精准控制药物剂量和颗粒大小。雾粒直径介于 1.0 ～ 5.0 μm，药物才能够有效到达肺部[2]。而家里的自制雾化器难以保证药物能被准确、均匀地雾化成适合人体吸收的微小颗粒。

- 颗粒过大，无法有效到达肺部，还容易沉积在口咽部，从而继发感染；
- 颗粒过小，又可能随呼气排出体外达不到治疗效果[2,3,8,10]。

其次，自制设备的卫生条件和稳定性无法保障，容易造成药物污染，引发感染风险。

此外，还有些家长可能会用自制生理盐水，而非专门的雾化药液来雾化。这也是不推荐的。

因为自制的生理盐水很难保证无菌，普通家用的水含有杂质和微生物，用于雾化治疗可能会把细菌、病毒等带入呼吸道，导致呼吸道感染；并且自制雾化药液也难以精准调配到合适的浓度，而浓度不当可能会刺激呼吸道黏膜。

因此，务必使用正规医疗机构或专业渠道购买的雾化器与雾化药物。

参考文献

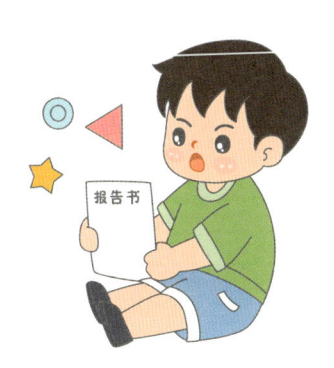

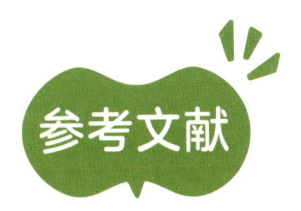

[1] 中国健康促进基金会，中国药师协会，中国医药包装协会，等．守护针尖上的安全——中国输液安全与防护专家共识[J]．糖尿病临床，2016,10(11):501-510,519.

[2] 中华医学会儿科学分会呼吸学组，中华儿科杂志编辑委员会．儿童呼吸系统疾病家庭雾化吸入治疗临床实践指南（2025）[J]．中华儿科杂志，2025,63(1): 15-26.

[3] 中华医学会临床药学分会，中国医药教育协会药事管理专业委员会临床合理用药专业委员会，刘东，张文婷．雾化吸入疗法合理用药专家共识（2024版）[J]．医药导报,2024,43(9):1355-1368.

[4] 卫生部办公厅关于印发《糖皮质激素类药物临床应用指导原则》的通知[J]．中华人民共和国卫生部公报，2011(3):58.

[5] 申昆玲，邓力，李云珠，等．糖皮质激素雾化吸入疗法在儿科应用的专家共识（2018年修订版）[J]．临床儿科杂志，2018,36(2):95-107.

[6] Global Strategy for Asthma Management and Prevention.update 2017.

[7] 中华医学会，中华医学会杂志社，中华医学会全科医学分会，等．中国咳嗽基层诊疗与管理指南（2024年）[J]．中华全科医师杂志,2024,23(8): 793-812.

[8] 刘瀚旻，符州，张晓波，等．儿童呼吸系统疾病雾化治疗合理应用专家共识[J]．中华儿科杂志，2022, 60(4): 283-290.

[9] 中华医学会，中华医学会杂志社，中华医学会全科医学分会，中华医学会呼吸病学分会哮喘学组，中华医学会《中华全科医师杂志》编辑委员会，呼吸系统疾病基层诊疗指南编写专家组．支气管哮喘基层诊疗指南（实践版·2018）[J]．中华全科医师杂志,2018,17(10):763-769.

[10] 中华医学会呼吸病学分会《雾化吸入疗法在呼吸疾病中的应用专家共识》制定专家组．雾化吸入疗法在呼吸疾病中的应用专家共识[J]．中华医学杂志，2016, 96(34) : 2696-2708.

附表

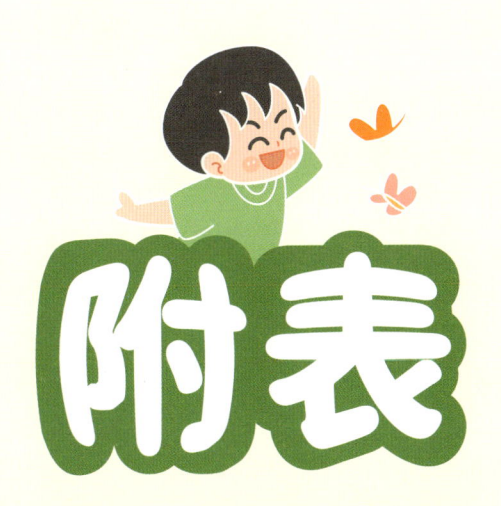

- **附表1** 家庭雾化用药手册（儿童篇）
- **附表2** 家庭雾化用药手册（老人篇）
- **附表3** 常见雾化药物配伍禁忌
- **附表4** 常见雾化药物使用年龄

家庭雾化小百科

附表1
家庭雾化用药手册（儿童篇）

雾化吸入疗法 让药物直接作用于呼吸道，起效快、不良反应小、几乎无痛感，能及时缓解咳、痰、喘等身体不适。

在家雾化 不仅方便，孩子配合度也更高，已成为儿童尤其是学龄前儿童呼吸疾病治疗的主要手段之一。

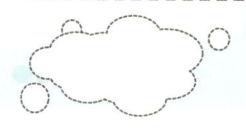

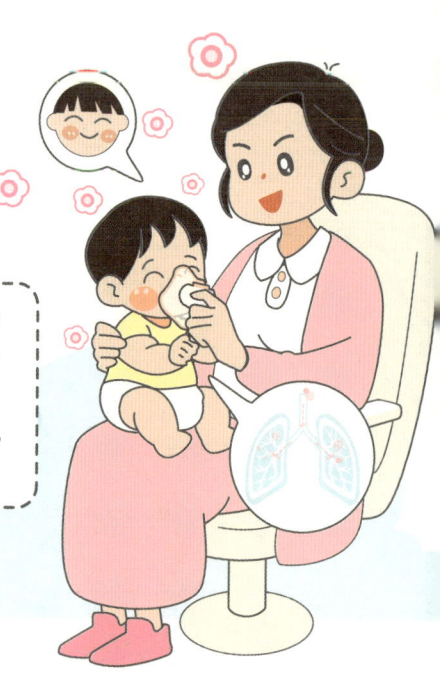

疾病	感染后咳嗽	哮喘长期控制期
常见症状	起病前有明确急性呼吸道感染病史，多为干咳或咳少量白色黏液痰，咳嗽常持续4周以上。	反复发作的喘息、咳嗽、气促、胸闷。
雾化方案 ICS（任选其一） + SABA（必要时使用）	**ICS** 1. 布地奈德 剂量： 0.5～1mg/次（起始） 0.25～0.5mg/次（维持） 频次： 2次/日 **SABA** 1. 盐酸左沙丁胺醇 剂量： 0.31mg/次（6~11岁） 0.63mg/次（12岁+） （如效果不佳，遵医嘱酌情添加） 频次： 3次/日	2. 丙酸氟替卡松 剂量： 1mg/次（4~16岁） 频次： 2次/日 2. 硫酸沙丁胺醇 剂量： 2.5mg/次（4~12岁） （根据病情可加至5mg/次） 频次： 4次/日	3. 硫酸特布他林 剂量： 2.5mg/次（20公斤以下） 5mg/次（20公斤以上） 频次： 3~4次/日

附表1：家庭雾化用药手册（儿童篇）

疾病	闭塞性细支气管炎	支气管扩张
常见症状	持续或反复的咳嗽、喘息、呼吸急促、呼吸困难、运动耐受力差等，症状持续6周以上。	慢性咳嗽、咳痰，多见于清晨起床后变换体位时，痰液或多或少，含稠厚脓液，可有不规则的发热。

雾化方案

ICS（任选其一）
+
SABA（任选其一）
+
SAMA（必要时使用）
+
祛痰药

ICS

1. 布地奈德
剂量：
0.5～1mg/次（起始）
0.25～0.5mg/次（维持）
频次：
2次/日

2. 丙酸氟替卡松
剂量：
1mg/次 (4~16岁)
频次：
2次/日

SABA

1. 盐酸左沙丁胺醇
剂量：
0.31mg/次（6~11岁）
0.63mg/次（12岁+）
（如效果不佳，遵医嘱酌情添加）
频次：
3次/日

2. 硫酸沙丁胺醇
剂量：
2.5mg/次 (4~12岁)
（根据病情可加至 5mg/次）
频次：
4次/日

3. 硫酸特布他林
剂量：
2.5mg/次（20公斤以下）
5mg/次（20公斤以上）
频次：
3~4次/日

SAMA

异丙托溴铵
剂量：
0.25mg/次（6~12岁，稳定期）
0.5mg/次（12岁+，稳定期）
（推荐剂量由医生决定：1月龄~6岁）

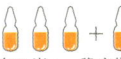

频次：
3~4次/日（12岁+，稳定期）
给药间隔由医师决定（1月龄~12岁）

⚠ 急性发作期，在病情稳定前可多次使用，但日剂量超过 2 mg 需在医疗监护下给药。

祛痰药

1. 乙酰半胱氨酸
剂量：
3mL：0.3g/次（2岁以上）
频次：
1~2次/日

2. 盐酸氨溴索
剂量：
1mL：7.5mg/次（6月龄~2岁）
2mL：15mg/次（2~12岁儿童）；2~3 mL/次（12岁+）
频次：
1~2次/日

⚠ 目前证实能与盐酸氨溴索配伍的仅有沙丁胺醇与异丙托溴铵，如需使用建议单独雾化，并与其他雾化药间隔15分钟以上。

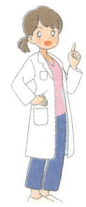

> 儿童非囊性纤维化支气管扩张症可雾化吸入抗菌药物（通常是妥布霉素）。若医院治疗期间无急性不良反应，可在家庭环境中继续治疗。

/93

家庭雾化小百科

疾病	变应性咳嗽	咳嗽变异性哮喘
常见症状	持续性咳嗽、咽痒、少痰或无痰，多于夜间或晨起发作，常因吸入刺激性气味和冷空气、接触变应原、运动后诱发。	咳嗽常在夜间和（或）清晨发作，运动、遇冷空气后加重。

疾病	急性喉气管支气管炎	急性会厌炎
常见症状	声嘶、犬吠样咳嗽和吸气性喉鸣伴呼吸困难。	咽痛、吞咽困难、喉部有梗塞感。

雾化方案
ICS（任选其一）

ICS

1. **布地奈德**
   剂量：
   0.5～1mg/次（起始）
   0.25～0.5mg/次（维持）
   频次：2次/日

2. **丙酸氟替卡松**
   剂量：
   1mg/次（4~16岁）
   频次：2次/日

3. **倍氯米松**
   剂量：
   0.4mg/次（5岁+）
   频次：1~2次/日

疾病	支气管肺发育不良
常见症状	反复咳嗽和喘息发作、运动耐力下降。

雾化方案
ICS（任选其一）
+
SABA（必要时使用）

ICS

1. **布地奈德**
   剂量：
   0.5～1mg/次（起始）
   0.25～0.5mg/次（维持）
   频次：2次/日

2. **丙酸氟替卡松**
   剂量：
   1mg/次（4~16岁）
   频次：2次/日

SABA

1. **盐酸左沙丁胺醇**
   剂量：
   0.31mg/次（6~11岁）
   0.63mg/次（12岁+）
   （如效果不佳，遵医嘱酌情添加）
   频次：3次/日

2. **硫酸沙丁胺醇**
   剂量：
   2.5mg/次（4~12岁）
   （根据病情可加至5mg/次）
   频次：4次/日

3. **硫酸特布他林**
   剂量：
   2.5mg/次（20公斤以下）
   5mg/次（20公斤以上）
   频次：3~4次/日

附表1：家庭雾化用药手册（儿童篇）

疾病	哮喘急性发作期	喘息性支气管炎
常见症状	突然发生或加重的咳嗽和喘息。	伴有喘息和哮鸣音表现。

疾病	毛细支气管炎
常见症状	流鼻涕、低热、咳嗽，严重时出现呼吸急促、烦躁和喘息，并发呼吸衰竭等。

雾化方案

ICS（任选其一）
+
SABA（任选其一）
+
SAMA（必要时使用）

ICS

1. 布地奈德
   剂量：
   0.5～1mg/次（起始）
   0.25～0.5mg/次（维持）
   频次：
   2次/日

2. 丙酸氟替卡松
   剂量：
   1mg/次（4~16岁）
   频次：
   2次/日

SABA

1. 盐酸左沙丁胺醇
   剂量：
   0.31mg/次（6~11岁）
   0.63mg/次（12岁+）
   （如效果不佳，遵医嘱酌情添加）
   频次：
   3次/日

2. 硫酸沙丁胺醇
   剂量：
   2.5mg/次（4~12岁）
   （根据病情可加至5mg/次）
   频次：
   4次/日

3. 硫酸特布他林
   剂量：
   2.5mg/次（20千克以下）
   5mg/次（20千克以上）
   频次：
   3~4次/日

SAMA

异丙托溴铵
剂量：
0.25mg/次（6~12岁，稳定期）
0.5mg/次（12岁+，稳定期）
（推荐剂量由医生决定：1月龄~6岁）

频次：
3~4次/日（12岁+，稳定期）
给药间隔由医师决定（1月龄~12岁）

⚠ 急性发作期，在病情稳定前可多次使用，但日剂量超过2mg需在医疗监护下给药。

/95

家庭雾化小百科

疾病	百日咳或类百日咳样综合征
常见症状	突然爆发一连串剧烈的咳嗽，然后突然停止，过一会儿又开始。咳嗽停下时，常会深吸一口气，发出"鸡鸣"一样的声音，甚至可能出现咳嗽后呕吐。

雾化方案

ICS（任选其一） + **SABA**（任选其一） + **SAMA**（必要时使用）

ICS

1. 布地奈德
剂量：
0.5～1mg/次（起始）
0.25～0.5mg/次（维持）
频次：
2次/日

2. 丙酸氟替卡松
剂量：
1mg/次（4~16岁）
频次：
2次/日

SABA

1. 盐酸左沙丁胺醇
剂量：
0.31mg/次（6~11岁）
0.63mg/次（12岁+）
（如效果不佳，遵医嘱酌情添加）
频次：
3次/日

2. 硫酸沙丁胺醇
剂量：
2.5mg/次（4~12岁）
（根据病情可加至 5mg/次）
频次：
4次/日

3. 硫酸特布他林
剂量：
2.5mg/次（20千克以下）
5mg/次（20千克以上）
频次：
3~4次/日

SAMA

异丙托溴铵
剂量：
0.25mg/次（6~12岁，稳定期）
0.5mg/次（12岁+，稳定期）
（推荐剂量由医生决定：1月龄~6岁）

频次：
3~4次/日（12岁+，稳定期）
给药间隔由医师决定（1月龄~12岁）

> ⚠ 急性发作期，在病情稳定前可多次使用，但日剂量超过 2 mg 需在医疗监护下给药。

附表1：家庭雾化用药手册（儿童篇）

肺炎

疾病

常见症状：不同肺炎类型症状有所不同，常伴有咳嗽、发热。

雾化方案
SABA（必要时使用）
+
SAMA（必要时使用）

SABA

1. 盐酸左沙丁胺醇
剂量：
0.31mg/次（6~11岁）
0.63mg/次（12岁+）
（如效果不佳，遵医嘱酌情添加）
频次：3次/日

2. 硫酸沙丁胺醇
剂量：
2.5mg/次（4~12岁）
（根据病情可加至5mg/次）
频次：4次/日

3. 硫酸特布他林
剂量：
2.5mg/次（20千克以下）
5mg/次（20千克以上）
频次：3~4次/日

SAMA

异丙托溴铵
剂量：
0.25mg/次（6~12岁，稳定期）
0.5mg/次（12岁+，稳定期）
（推荐剂量由医生决定：1月龄~6岁）

频次：
3~4次/日（12岁+，稳定期）
给药间隔由医师决定（1月龄~12岁）

⚠️ 急性发作期，在病情稳定前可多次使用，但日剂量超过2 mg需在医疗监护下给药。

对于病毒性肺炎、非典型病原体肺炎及有慢性肺疾患基础病的肺炎，可在必要时使用ICS帮助肺部抗炎，但疗程不宜过长。

居家雾化小贴士

1 雾前准备得做好，认准参数选机器。一小时内需禁食，油性面霜不要涂。

2 雾化方法是关键，嘴巴吸气鼻呼气。坐或半卧效果好，若有哭闹可暂停。

3 雾后清洁别忽视，及时漱口清鼻腔。设备清洁常消毒，自然晾干密封存。

4 药物剂量严遵守，时间频率别乱调。雾化期间多观察，感到不适需问医。

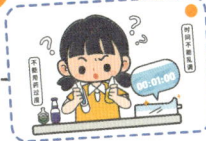

---

1. 本表参考自儿童呼吸系统疾病家庭雾化吸入治疗临床实践指南（2025）、雾化吸入疗法合理用药专家共识（2024版）、儿童雾化专家共识及常用雾化吸入制剂药品说明书，仅供医疗专业人士进行患者教育时参考。
2. 多药联合雾化需考虑同一雾化器中配伍使用的药物相容性和稳定性，不推荐任何超适应症用药，具体用药需遵医嘱。
3.「必要时使用」指患者病情严重时，可酌情使用，非必需。

/97

家庭雾化小百科

附表2
家庭雾化用药手册
（老人篇）

> 雾化吸入疗法让药物直接作用于呼吸道，起效快、不良反应小、几乎无痛感，能及时缓解咳、痰、喘等身体不适。
> 在家雾化不仅节省频繁往返医院的经济或时间成本，对行动不便、容易交叉感染的老年群体也更友好。

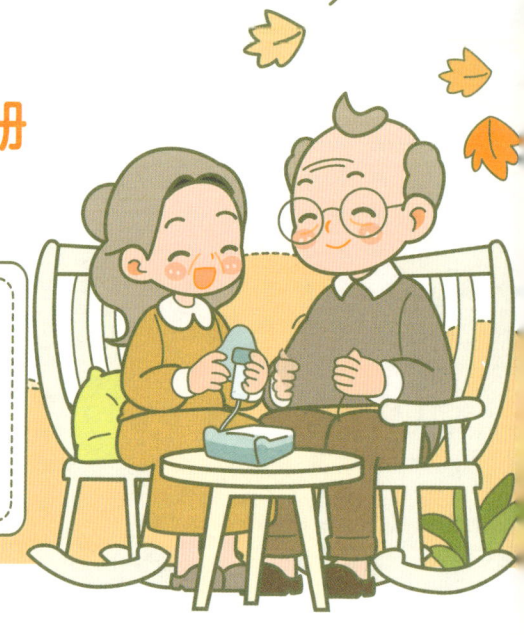

疾病	哮喘长期控制
常见症状	反复发作的喘息、气急，伴或不伴胸闷或咳嗽等症状。
雾化方案 ICS（任选其一） + SABA（必要时使用）	**ICS** **1. 布地奈德**　剂量：0.5~1mg/次　频次：2次/日 **2. 倍氯米松**　剂量：0.8mg/次　频次：1~2次/日 ❗ 适用于病情较重、需大剂量治疗的患者使用。 **SABA** **硫酸特布他林**　剂量：5mg/次　频次：3次/日

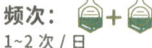

98/

附表 2：家庭雾化用药手册（老人篇）

疾病	支气管扩张
常见症状	▬▬▬▬▬▬▬▬▬▬▬▬▬▬▬▬

雾化方案

祛痰药（任选其一） + **ICS**（必要时使用） + **SABA**（必要时使用） + **SAMA**（必要时使用）

祛痰药

1. 乙酰半胱氨酸
剂量：0.3g/次
频次：1~2 次/日

2. 盐酸氨溴索
剂量：15~22.5mg/次
频次：1~2 次/日

> ⚠ 目前证实能与盐酸氨溴索配伍的仅有沙丁胺醇与异丙托溴铵，如需使用建议单独雾化，并与其他雾化药间隔 15 分钟以上。

ICS

布地奈德
剂量：3mg/次
频次：2 次/日

剂量：2mg/次
频次：4 次/日

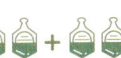

SABA

1. 盐酸左沙丁胺醇
剂量：0.63mg/次
频次：3 次/日

2. 硫酸沙丁胺醇
剂量：2.5~5mg/次（最大量 10mg）
频次：4 次/日

3. 硫酸特布他林
剂量：5mg/次
频次：3 次/日

SAMA

异丙托溴铵
剂量：0.5mg/次
频次：3~4 次/日

/99

慢性支气管炎

疾病

常见症状：咳嗽、咳痰连续 2 年以上，每年累积或持续至少 3 个月，咳嗽、咳痰一般晨间明显，咳白色泡沫痰或黏液痰。

雾化方案

ICS + SABA（必要时使用）+ SAMA（必要时使用）+ 祛痰药（必要时使用）

ICS 布地奈德

- 剂量：3mg/次
- 频次：2 次/日

- 剂量：2mg/次
- 频次：4 次/日

SABA

1. 盐酸左沙丁胺醇
- 剂量：0.63mg/次
- 频次：3 次/日

2. 硫酸沙丁胺醇
- 剂量：2.5~5mg/次（最大量 10mg）
- 频次：4 次/日

3. 硫酸特布他林
- 剂量：5mg/次
- 频次：3 次/日

SAMA 异丙托溴铵

- 剂量：0.5mg/次
- 频次：3~4 次/日

祛痰药

1. 乙酰半胱氨酸
- 剂量：0.3g/次
- 频次：1~2 次/日

2. 盐酸氨溴索
- 剂量：15~22.5mg/次
- 频次：1~2 次/日

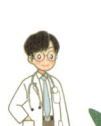

⚠ 目前证实能与盐酸氨溴索配伍的仅有沙丁胺醇与异丙托溴铵，如需使用建议单独雾化，并与其他雾化药间隔 15 分钟以上。

> 急性发作期，可先单用布地奈德进行缓解。若症状显著常规疗效不佳，根据病情联合使用 SABA、SAMA、祛痰药。

附表 2：家庭雾化用药手册（老人篇）

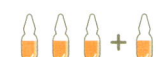

哮喘急性发作

疾病

常见症状：喘息、气促、胸闷、咳嗽等症状在短时间内出现或迅速加重，肺功能恶化，需要额外的缓解药物进行治疗。

雾化方案
ICS（任选其一） + SABA（任选其一） + SAMA（必要时使用）

ICS

1. 布地奈德
- 剂量：0.5~1mg/次
- 频次：2次/日
- 剂量：1~2mg/次（中重度）
- 频次：3次/日

2. 倍氯米松
- 剂量：0.8mg/次
- 频次：1~2次/日

SABA

1. 硫酸沙丁胺醇
- 剂量：2.5~5mg/次（单次最大摄入量10mg）
- 频次：4次/日

2. 硫酸特布他林
- 剂量：5mg/次
- 频次：3次/日

⚠ SABA 起始推荐间断（每 20min）或连续雾化给药，随后根据需要间断给药（每 4 小时一次）。

SAMA

异丙托溴铵
- 剂量：0.5mg/次
- 频次：3~4次/日

慢阻肺稳定期

疾病

常见症状：慢性咳嗽、咳痰和呼吸困难。

雾化方案：ICS

ICS

布地奈德
- 剂量：3mg/次
- 频次：2次/日

/101

家庭雾化小百科

疾病	慢阻肺急性加重期
常见症状	呼吸困难加重，常伴喘息、胸闷、咳嗽加剧、痰量增加痰液颜色和(或)黏度改变以及发热等，也可出现心悸、全身不适、失眠、嗜睡、疲乏、抑郁和意识不清等症状。

雾化方案

ICS + SABA（任选其一）+ SAMA（必要时使用）

ICS 布地奈德
- 剂量：3mg/次
- 频次：2次/日

- 剂量：2mg/次
- 频次：4次/日

SABA
1. 盐酸左沙丁胺醇
- 剂量：0.63mg/次
- 频次：3次/日

2. 硫酸沙丁胺醇
- 剂量：2.5~5mg/次（最大量10mg）
- 频次：4次/日

3. 硫酸特布他林
- 剂量：5mg/次
- 频次：3次/日

SAMA 异丙托溴铵
- 剂量：0.5mg/次
- 频次：3~4次/日

居家雾化小贴士

1. 雾前准备得做好，认准参数选机器。一小时内需禁食，油性面霜不要涂。

2. 雾化方法是关键，嘴巴吸气鼻呼气。坐或半卧效果好，若有哭闹可暂停。

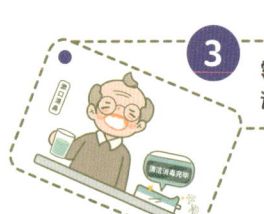

3. 雾后清洁别忽视，及时漱口清鼻腔。设备清洁常消毒，自然晾干密封存。

4. 药物剂量严遵守，时间频率别乱调。雾化期间多观察，感到不适问医。

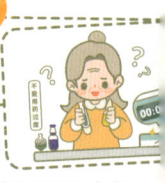

---

1. 本表参考自雾化吸入疗法合理用药专家共识(2025版)、雾化吸入疗法合理用药专家共识(2019年版)、塞性肺疾病诊治指南（2021年修订版）、支气管哮喘防治指南（2020年版）、中国成人支气管扩张症诊断专家共识、咳嗽的诊断与治疗指南及常用雾化吸入制剂药品说明书，仅供医疗专业人士进行患者教育时参体用药剂量、频次、疗程需遵医嘱。

2. "必要时使用"指指患者病情严重时，可酌情使用，非必需。

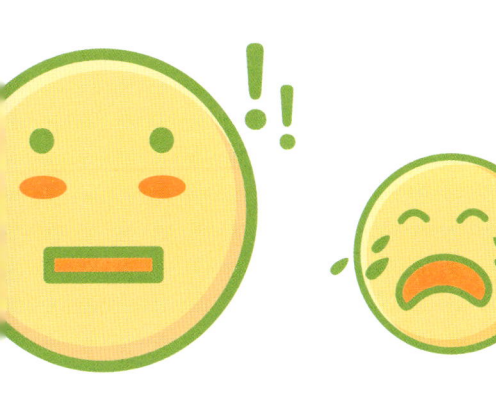

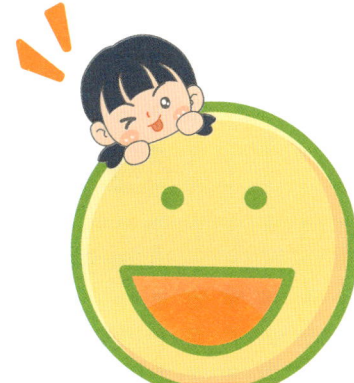

附表 3：常见雾化用药配伍禁忌

附表3
常见雾化药物配伍禁忌

就我国目前上市的常用雾化吸入制剂而言，除了布地奈德和氟替卡松、沙丁胺醇和特布他林存在配伍禁忌外（两者属于同类药物），其他药物都没有明确证据证明不能共同使用。

常用吸入药物配伍相容性[1]

药名	布地奈德	倍氯米松	氟替卡松	沙丁胺醇	特布他林	异丙托溴铵	乙酰半胱氨酸	氨溴索
布地奈德	—	😐	😢	😀	😀	😀	😀	😐
倍氯米松	😐	—	😐	😐	😐	😐	😐	😐
氟替卡松	😢	😐	—	😀	😀	😀	😐	😐
沙丁胺醇	😀	😐	😀	—	😢	😀	😀	😀
特布他林	😀	😐	😀	😢	—	😀	😀	😀
异丙托溴铵	😀	😐	😀	😀	😀	—	😀	😀
乙酰半胱氨酸	😀	😐	😀	😀	😀	😀	—	😀
氨溴索	😐	😐	😐	😀	😀	😀	😀	—

😀 有临床研究/报告确证混合物的稳定性和相容性
😢 有证据确认或建议，混合物不能配伍
😐 评估配伍稳定性证据不充分

注：*妥布霉素与复方异丙托溴铵，不建议与其他药物放在同一装置中雾化。

家庭雾化小百科

附表4

常见雾化药物使用年龄

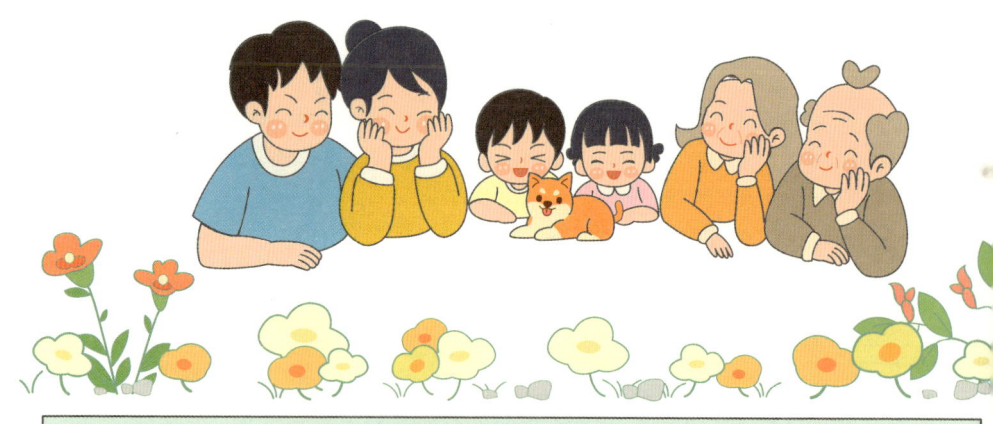

	常用雾化吸入药物适用年龄一览	
糖皮质激素 ICS	吸入用布地奈德混悬液	6月+
	丙酸倍氯米松雾化吸入用混悬液	5岁+
	丙酸氟替卡松雾化吸入用混悬液	4～16岁
支气管舒张剂	吸入用硫酸沙丁胺醇溶液	4岁+
	盐酸左沙丁胺醇雾化吸入溶液	6岁+
	硫酸特布他林雾化吸入溶液	全年龄段
	富马酸福莫特罗吸入溶液	18岁+
	盐酸丙卡特罗吸入溶液	3岁+
	吸入用异丙托溴铵溶液	1月+
祛痰药	吸入用乙酰半胱氨酸溶液	2岁+
	吸入用盐酸氨溴索溶液	6月+
抗感染药物	妥布霉素吸入溶液	18～75岁

*此表参考自常用雾化吸入制剂说明书,仅供患教科普,不构成医疗建议。具体用药谨遵医嘱。